Alexandra Dostal

So geht Dienstplan

Wichtige Elemente kennen, Zusammenhänge verstehen

Bibliografische Information der Deutschen Nationalbibliothek

Die Deutsche Nationalbibliothek verzeichnet diese Publikation in der Deutschen Nationalbibliografie; detaillierte bibliografische Daten sind im Internet über «http://dnb.d-nb.de» abrufbar.

Besuchen Sie uns im Internet: www.altenpflege-online.net

Gestaltung und Durchführung, Inhalt:
Spiess-Reimann-Design, Laatzen
Druck: Mundschenk Druck- und Vertriebsgesellschaft GmbH & Co. KG, Soltau
ISBN 978-3-86630-176-4

Alexandra Dostal

So geht Dienstplan

Wichtige Elemente kennen,
Zusammenhänge verstehen

VINCENTZ NETWORK

Inhalt

Vorwort

Sie lesen gerade das Vorwort eines Dienstplanbuches. Jetzt fragen Sie sich sicherlich, was steht hier drin, was Sie nicht schon längst wissen, oder was unterscheidet dieses Buch von anderen seiner Art. Die Antwort ist: Es wurde aus der Praxis heraus entwickelt und in der Praxis umgesetzt.

Als ich vor nahezu 20 Jahren, hochmotiviert nach einer zweijährigen Vollzeitausbildung, als Pflegedienstleitung in einem Unternehmen mit 109 Bewohnern die Arbeit aufnahm, ging es mir nicht anders als vielen meiner Kollegen. Berge von Überstunden, Resturlaube ohne Ende und unkoordinierte Krankmeldungen sowie Dienstpläne ohne erkennbaren roten Faden. Ich sprang in der Pflege ein, half stundenweise oder tageweise auf Station und arbeitete oft über den Feierabend hinaus an meiner eigentlichen Arbeit im Büro. Nach zwei Jahren waren meine Kräfte am Ende und die nächsten 35 Jahre in diesem Beruf für mich undenkbar. Es musste etwas geschehen, da ich nicht bereit war zu kapitulieren.

Der Kampf begann schrittweise. Meine Vorliebe zu Zahlen kam mir entgegen. Ich begann zu rechnen und zu kalkulieren, befragte meine Mitarbeiter und trug alle Informationen zusammen, die ich aus den verschiedenen Bereichen erhalten konnte. Ich wälzte Fachbücher, die mir sehr theoretisch und langatmig etwas erklärten, was in der Praxis kaum umsetzbar war.

Aus vielen kleinen Puzzleteilen aus unterschiedlichsten Bereichen setzte ich Teil für Teil zusammen und erhielt meinen zukünftigen Weg. Nach drei Jahren waren wir überstundenfrei, hatten keine Resturlaube mehr und fingen an Schichten auszubauen. Über die Jahre wurde das System durch Anregungen von Mitarbeitern, durch neue Erkenntnisse, aber auch durch weitere Herausforderungen, die gestellt wurden, immer ausgeklügelter.

Heute steht der Dienstplan auf festen Beinen und die Zeit, die ich früher mit Einspringen und der Mitarbeitersuche vergeudet habe, kann ich nun sinnvoller in die Erhöhung der Pflegequalität und die Bewohnerzufriedenheit stecken.

Dieses Buch stellt alle wichtigen Elemente der Dienstplanung vor und erklärt die Zusammenhänge.

1 // Bedeutung des Dienstplans

Begibt man sich auf die Suche nach dem perfekten Dienstplan, ist es unabdingbar, erst einmal zu wissen, wie dieser aussehen soll. Je nach dem, wer gefragt wird, werden viele unterschiedliche Meinungen vertreten sein. Selbst Mitarbeiter eines Teams werden verschiedene Ansichten äußern. Das liegt daran, dass der Dienstplan für alle Beteiligten eine andere Bedeutung und einen anderen Stellenwert im Leben hat. Fragen sie doch einfach mal ein paar Kollegen nach ihrem persönlichen perfekten Monatsplan, sie werden zu keinem übereinstimmenden Ergebnis kommen. Wären jedoch nur die Mitarbeiter bei der Gestaltung ausschlaggebend, würden sicherlich schnell Eckpfeiler gefunden werden, mit denen jeder leben kann. Es sind jedoch auch Bedürfnisse und Erwartungen der Bewohner und des Unternehmens zu berücksichtigen. Alles zu vereinen und ein Gesamtpaket zu aller Zufriedenheit zu schnüren, ist kein einfaches Unterfangen. Das Wissen um diese Parameter ist für eine verlässliche Dienstplangestaltung jedoch unabdingbar. Wer über seinen Tellerrand sieht und die Thematik Dienstplan begriffen hat, wird eine verlässliche Einsatzplanung erkennen und davon profitieren.

1.1 // Erwartungen des Mitarbeiters

Aus der Vergangenheit wissen wir, dass die Pflege eine Helfertätigkeit war, die überwiegend von weiblichen Familienmitgliedern oder von Ordensschwestern übernommen wurde. Diese waren 24 Stunden und sieben Tage die Woche verfügbar. Ein Dienstplan bzw. Schichtplan war nicht nötig. In der heutigen Zeit ist dies jedoch anders. Die Pflege wird von Menschen übernommen, die neben dem Beruf auch ein Privatleben haben. Sie als Mitarbeiter haben diesen Beruf sicherlich erlernt, weil Sie Freude am Umgang mit Menschen haben. Dennoch gehen auch Sie zur Arbeit, um Geld zu verdienen und nicht, um ihr Leben der Arbeit zu widmen. Es wird immer vom Dienstplan gesprochen, dabei sollte es mehr ein Freizeitplan sein, der durch die arbeitsvertraglich geschuldete Zeit unterbrochen wird.

Über 90 % der Mitarbeiter in der Pflege sind weiblich und somit meist, trotz Emanzipation, familiär deutlich mehr beansprucht als ihre männlichen Kollegen. Elternsprechtage, Kinderkrankheiten sowie Haus und Garten, aber auch die Hilfestellungen bei den Eltern und Schwiegereltern, werden häufig von den Frauen übernommen.

Schaut man sich den Alltag in vielen Pflegeeinrichtungen an, so wird schnell klar, dass viele Schichten hintereinander, Einspringen und Überstunden an der Tagesordnung sind. Bei bestem privaten Organisationstalent ist es kaum möglich, auf all die unerwarteten Dinge einzugehen, die dazu nötig sind, den Erwartungen des Unternehmens und der Bewohner gerecht zu werden. Selbst engagierte Pflegekräfte, die mit viel Freude und Liebe den Beruf erwählt haben, geraten irgendwann an ihre Grenzen. Berufswechsel, die Suche nach Alternativen zur direkten Pflege oder Burnout sind die Folgen.

Wie sollte der Dienstplan für Sie als Mitarbeiter aussehen?

- Verlässliche Arbeitszeiten,
- zumutbare Schichtfolgen,
- verlässlicher Urlaubsplan,
- keine privaten Störungen durch den Arbeitgeber,
- Einbringen privater Bedürfnisse,
- Schichtstärken nach Arbeitsanfall,
- gleichmäßige Wochenend- und Feiertagsverteilung,
- ausreichende Ruhezeiten,
- keine Überstunden.

1.2 // Erwartungen der Kunden

Aber nicht nur sie als Mitarbeiter haben Bedürfnisse und Erwartungen, sondern auch die Kunden, die die Einrichtung gewählt haben. Hier sind zum einen die Angehörigen. Sie wollen ihren Vater, ihre Mutter oder anvertrauten Verwandten rund um die Uhr adäquat und zuvorkommend versorgt wissen. Kommen sie zu Besuch, sehen sie es als selbstverständlich an, dass sich die Schichtleitung ausreichend Zeit für Gespräche nimmt, Trost spendet oder nur als guter Zuhörer zur Verfügung steht. Anzeichen von Stress bei der Pflegekraft gibt ihnen ein ungutes Gefühl und bringt Unsicherheiten in Bezug auf die Pflegequalität hervor.

Auch die Bewohner wünschen sich ausreichend Zuwendung zu Zeiten, die sie selbst bestimmen möchten. Ihnen ist wichtig, dass die Lieblingspflegekraft am besten sieben Tage die Woche und an 365 Tagen im Jahr rund um die Uhr zur Verfügung steht. Gewohnte Rituale möchten sie gern auch im Heimalltag beibehalten. Auf Knopfdruck soll die Hilfe erscheinen und uneingeschränkt Zeit mitbringen.

Dies sind zwar lauter Dinge, die mehr aus dem Pflegealltag heraus erwartet werden. Sie hängen jedoch unmittelbar mit dem Dienstplan zusammen. Sind ausreichend Hände zu den Stoßzeiten vorhanden, sind die Mitarbeiter entspannt und weitestgehend stressfrei. Das ist die Grundvoraussetzung für einen hohen Standard im Unternehmen und die Kundenzufriedenheit.

Wie sollte der Dienstplan für den Kunden aussehen?

- Kontinuierliche Besetzung,
- Arbeitsanfall bezogene Besetzung,
- jederzeit fachlich kompetente Ansprechpartner vor Ort.

1.3 // Erwartungen der Behörden

Leider entscheiden über die Art der Dienstpläne nicht ausschließlich die Mitarbeiter und die Bewohner, die es betrifft. Der Staat hat ebenfalls ein gewichtiges Wort mitzureden, wenn es um die

Erstellung von Arbeitsplänen geht. Jährlich kommen mehrere Behörden in das Unternehmen und prüfen die Dienstpläne. Es wird erwartet, dass der gesamte gesetzliche Rahmen, angefangen von Arbeitnehmerrechten über den Schutz von Minderjährigen bis hin zum Schwerbehindertengesetz, eingehalten wird. Es kommt noch der hausinterne Tarifvertrag dazu und Empfehlungsschreiben von Schulen und Politikern. Für die Dienstplanschreiber ist es nicht einfach, hier den Überblick zu behalten. Schwierig ist, dass jedes Bundesland und jeder Rahmenvertrag andere Gesetzmäßigkeiten aufweisen. Über die Jahre ist ein Dschungel entstanden, durch den sich jede Einrichtung selbst hindurchfinden muss. Paradox ist, dass keine Schichtstärken geprüft werden, sondern lediglich die Einhaltung von Fachkraftquoten, Nachtschichtquoten und Betreuungsquoten laut Stellenschlüssel. Es wird wohl vorausgesetzt, dass bei guten Qualitätsprüfungen auch die Besetzung dem Arbeitsanfall entspricht. Fachkräfte, die mit 40 – 50 zu versorgenden Bewohnern auf Dauer überfordert sind, Hilfskräfte, die morgens zehn und mehr Bewohner pflegen oder Behandlungspflegen durchführen, für die sie nicht ausgebildet wurden, werden übersehen.

Als Behörde könnte auch die Mitarbeitervertretung genannt werden. Sie prüfen ebenfalls die Einhaltung des Tarifvertrages und des Arbeitszeitgesetzes. Ein einmal geschriebener Dienstplan sollte nach der Freigabe möglichst nicht mehr geändert werden. Ein frühstmögliches Auslegen wäre wünschenswert.

Wie soll der Dienstplan für die Behörden aussehen?

- Übersichtlich,
- streng getrennte Berufsbezeichnungen,
- streng getrennte Tätigkeitsfelder,
- gesetzeskonform,
- langfristige Planung,
- verlässliche Planung.

1.4 // Erwartungen des Unternehmens

Unternehmen sind in der Regel auf Gewinnmaximierung aus. Überstunden produzieren Verluste und diese sind kontraproduktiv. Ein vorgegebener und durch die Pflegekassen genehmigter Stellenplan muss ausreichen, die Kunden zu versorgen, Stabsstellen zu unterhalten, Fort- und Weiterbildungen zu ermöglichen, Qualitätsrichtlinien zu erfüllen und den Mitarbeitern alle rechtlichen Ansprüche zu gewähren. Überschreitungen der verhandelten Planstellen sind unter keinen Umständen vorgesehen. Der Haushaltsplan wurde genau kalkuliert und Sonderausgaben für kranke Mitarbeiter oder anspruchsvollere Bewohner werden ja nicht refinanziert.

Eine unwirtschaftliche Führung einer Einrichtung kann auf die Dauer nicht funktionieren. Der größte Kostenfaktor und auch Qualitätsfaktor ist der Mitarbeiter. Das Unternehmen bzw. die Geschäftsführung erwartet, dass nach dem Quantitätsprinzip gearbeitet wird, nach dem mit gegebenen Mitteln das Bestmögliche erwirtschaftet wird. Da jedoch auch die Qualität gesetzlich vorgeschrieben ist und durch den Medizinischen Dienst geprüft wird, muss auch nach dem Qualitätsprinzip vorgegangen werden, sprich eine bestimmte Qualität erreicht werden.

Mit ca. 80 % der Gesamtkosten sind die Personalkosten also ein sehr wichtiger Faktor. Der Dienstplan sollte in allen Einrichtungen zur Chefsache erklärt werden und nicht als Selbstverständlichkeit und Nebensächlichkeit gesehen werden.

Die vielen Faktoren, die in einen Dienstplan reinspielen, und die geballte Ladung an Erwartungen sprengen meist den Rahmen des Machbaren. Dabei stellt der Dienstplan das wichtigste Führungsinstrument eines Unternehmens dar. Er greift in alle Belange eines Pflegeheimes ein und ist unter anderem verantwortlich für die Wirtschaftlichkeit und das Ansehen des Wohnheims in der Öffentlichkeit. Er ist aber auch verantwortlich für das Wohlbefinden der Pflegekräfte und deren Gesundheit.

Wie soll der Dienstplan für das Unternehmen aussehen?
- Einhaltung des Stellenplans,
- keine Resturlaube,
- keine Überstunden,
- Einhaltung des gesetzlichen und tariflichen Rahmens.

1.5 // Komplexität des Dienstplans

Für Sie als Mitarbeiter ist der Dienstplan in seiner Komplexität häufig ein Dschungel, der kaum zu durchdringen ist. Wie unter 1.1 – 1.4 beschrieben, werden sehr viele Erwartungen und Bedürfnisse an den Dienstplan gesetzt, aber auch Vorschriften und Gesetze finden sich wieder. Was am Ende für Sie nur einen Arbeitsplan darstellt, benötigt eine aufwendige und intensive Vorarbeit. In den nächsten Kapiteln soll Schritt für Schritt der Aufbau eines verlässlichen Dienstplans erläutert werden, um am Ende mit dem vorgegebenen Bewegungsspielraum von Gesetzen und Wirtschaftlichkeit einen Arbeitsplan zu bekommen, der Mitarbeiter und Bewohner gleichermaßen zufriedenstellt. Am Anfang steht das Personalkonzept, welches die Arbeitszeit von Brutto auf Netto herabbricht. Erst wenn bekannt ist, wie viel verplant werden darf, können Personalverteilungen vorgenommen werden. Jeder Wohnbereich hat eigene Bedürfnisse resultierend aus dem Bewohnerklientel und der Mitarbeiterzusammensetzung, die mit unterschiedlichen Dienstzeiten befriedigt werden müssen, jedoch stets unter der Prämisse der zustehenden Pflegezeit. Sind diese drei Bereiche abgeschlossen, ist die erste Hürde zur Dienstplanerstellung genommen. Die Erarbeitung dieses Sockels wird in der Regel nur einmal vorgenommen und nur bei großen Veränderungen erneut berechnet. Bevor jedoch mit dem Schreiben begonnen werden kann, muss jährlich ein Urlaubsplan ausgearbeitet werden, der sowohl Sie als Mitarbeiter – wie auch unsere Kunden – und betrieblichen Bedürfnisse berücksichtigt. Ebenso müssen Sonderwünsche jedes Einzelnen Einzug in die Dienstplangestaltung halten. Am Ende muss auch für die eigentliche Planerstellung ein fester Standard gelten, gültig für alle und an 365 Tagen des Jahres. Das häufigste Problem, der Arbeitsausfall durch Krankheit, wird erst bearbeitet, nachdem ein solider Aufbau stattgefunden hat. Werden all diese Schritte im Einzelnen beherzigt, wird ein komplexer verlässlicher Dienstplan entstanden sein, der fast alle unter 1.1 – 1.4 gestellten Anforderungen erfüllt und der dafür sorgt, dass der Dienstplanschreiber Monat für Monat entspannt seiner Aufgabe nachgehen kann. Als Mitarbeiter werden Sie einen Arbeitsplan vorfinden, den Sie verstehen, an dem Sie mitgewirkt haben und der Ihre persönlichen sowie arbeitstechnischen Belange berücksichtigt.

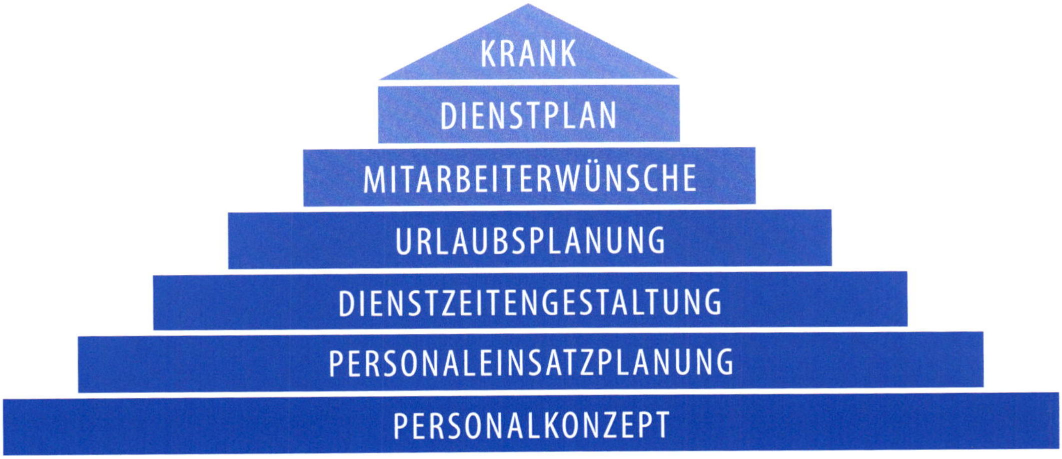

Abb. 1.5 Schritte der Dienstplanerstellung

Der Dienstplan stellt in allen Bereichen des Unternehmens ein zentrales Thema dar, in dem eines dem anderen die Hand gibt:
Verlässlicher Dienstplan – zufriedene Mitarbeiter – motivierte Mitarbeiter – leichtere Mitarbeitergewinnung durch guten Branchenruf – weniger Ausfallszeiten – wirtschaftliche Personalführung – Gewährleistung der Bezugspflege – hohe Bewohnerzufriedenheit – gute Pflegenoten – gute Auslastung – hohe Wirtschaftlichkeit.

2 // Personalkonzept

In den Einrichtungen sind Betreuungskonzepte implementiert, Pflegekonzepte entwickelt worden und selbst für den Nachtdienstablauf und die Tagespflege gibt es Konzepte. Beim Personal, das eine tragende Säule jedes Unternehmens darstellt, wird sich weniger Gedanken gemacht; ein Stellenplan, der lediglich die Bewohner und den dazugehörigen Schlüssel erfasst, langt in den meisten Fällen völlig aus. Dies liegt wohl nicht zuletzt daran, dass die Prüfinstanzen nie nach einem Personalkonzept fragen. Dabei wäre dies ein grundlegender Bestandteil, um all die anderen Aufgaben bewältigen zu können. Der Dienstplan kann mit dem Bau eines Hauses verglichen werden. Zu Beginn wird ein Plan benötigt, wie das Gebäude später aussehen soll, welche

Materialien benötigt werden und was verwendet werden kann, um den Kostenrahmen nicht zu sprengen. Welcher Baumeister, welcher Bauherr könnte darauf verzichten? Es muss also ein Konzept entwickelt werden, in dem genau festgelegt wird, mit welchen Rahmenbedingungen später kalkuliert werden soll. Die einzelnen Fakten des Unternehmens müssen hierfür detailliert zusammengetragen werden. Für die Erstellung eines Personalkonzeptes kann nicht von Pauschalen ausgegangen werden. Dies wäre sehr gefährlich und würde das Ergebnis erheblich verfälschen. Jedes Haus hat unterschiedliche Strukturen und Bedürfnisse und somit andere Anforderungen an einen Dienstplan. Auch verschiedene Tarifverträge verlangen ein Vorgehen, das mit diesen Vorgaben umgeht. Leitbilder, Prägungen von Stadt und Land spielen eine weitere Rolle bei der Konzepterstellung und der anschließenden Mitarbeiter- und Bewohnerzufriedenheit. Eine gut funktionierende Pflegeeinrichtung, die lediglich ihren Dienstplan optimieren möchte, muss nicht zwingend ihre bisherigen Strukturen umbauen, um den Mitarbeitern eine verlässliche Arbeitszeit zu gewähren. Bewährte Tagesabläufe zu verändern, bringt unnötige Unruhe in die Belegschaft und im besonderen Maße auch bei den Bewohnern.

Tarifvertrag

Der Tarifvertrag ist ein übergeordnetes Rechtswerk, welches den Arbeitnehmer nicht schlechter, sondern nur besserstellen darf, als deutsche Gesetze. Die Gewerkschaften haben diesen mit den Arbeitgebern ausgehandelt, um Rahmenbedingungen für den Einsatz und die Bezahlung der Mitarbeiter festzuschreiben. Jeder Dienstplanschreiber sollte die Eckpunkte dieses Papiers kennen, um hier einen rechtlich einwandfreien und mitarbeitervertretungskonformen Dienstplan zu erstellen.

Festgelegt sind unter anderem häufig:

- Arbeitszeit einer Vollzeitkraft,
- Höchstgrenzen von Überstunden,
- Untergrenzen von Minusstunden,
- Tage-Woche,
- Ankündigungszeiträume von zusätzlicher Arbeit,
- Urlaubsanspruch und Regelung,
- Zeitrahmen der Dienstplanfreigabe,
- Zusatzurlaub und Dienstbefreiungen.

Wer als Mitarbeiter den Anspruch eines verlässlichen und überstundenfreien Dienstplans hat, sollte eine gesunde Akzeptanz mitbringen, dass die wenigen Spielräume beim Dienstplanschreiben auch genutzt werden. So kann z.B. ein Arbeitszeitkonto von 50 Plusstunden und 50 Minusstunden hervorragend über das Jahr hinweg als Jongliermasse genutzt werden. Für Mitarbeiter ein entscheidender Vorteil, wenn einmal mehr Freitage benötigt werden als vorhanden, z.B. im Krankheitsfall des Partners oder der Eltern. Dann kann ein Stundenkonto angespart werden, um dieses zu privaten Stoßzeiten wieder zu nutzen. Ebenso kann die Möglichkeit der Teilzeitarbeit mit der Tage-Woche kombiniert werden, sprich auch 20 h-Kräfte arbeiten an fünf Tagen in der Woche. Man erhält so mehr Arbeitskraft an den einzelnen Tagen oder aber auch mehr Überlappung der Schichten, je nach Bedarf des Wohnbereichs. Für Mütter kann dies sehr vorteilhaft sein, da die Kinderbetreuung nur stundenweise sichergestellt werden muss.

Arbeitsvertrag

Am Anfang jedes Arbeitslebens erhält man als Mitarbeiter einen Arbeitsvertrag. Ein Blick in diesen verrät Ihnen, wie viele Bruttostunden Sie abzuleisten haben und den dafür festgelegten Gesamtstellenanteil. So kann als Vollzeitstelle z.B. die 40 Stundenwoche festgeschrieben sein, aber auch eine 38,5 Stundenwoche. Beides wären je nach Arbeitgeber 1,0 Stellenanteile, 20 Wochenstunden als Teilzeitkraft, basierend auf der 40 Stundenwoche, wären demnach nur 0,5 Stellenanteile. Die Bandbreite geht hier weit auseinander. In seltenen Fällen kann auch ein Stellenanteil von z.B. 1,2 Stellen angegeben sein. In diesem Fall gibt der Tarifvertrag eine niedrigere Arbeitszeit für eine Vollzeitstelle vor als die Arbeitszeit, welche tatsächlich geleistet werden muss. Ebenfalls ist im Arbeitsvertrag meist eine Tagewoche hinterlegt. Wer also eine 5-Tage-Woche hat, arbeitet durchschnittlich an 5 Tagen die Woche. Hat also der Monat 20 Werktage, wird an 20 Tagen gearbeitet, jedoch auf den gesamten Monat verteilt und nicht nur auf die Werktage. Sprich, es bleiben am Ende genauso viele Freitage übrig wie Samstage und Sonntage sowie Feiertage im Monat sind. Die tariflich zustehenden Urlaubstage sind auch sehr differenziert zu beachten. Sie stehen im direkten Zusammenhang mit der Tage-Woche und können so mehr oder weniger sein als die tatsächlich festgeschriebenen Tage. Arbeitet ein Mitarbeiter nicht 10 Tage in zwei Wochen, sondern 11 Tage, entspricht dies einer 5,5 Tagewoche. Demnach muss auch der Urlaub entsprechend mehr sein.

2.1 // Nettoarbeitszeit eines Mitarbeiters

Um herauszufinden, wie viel Zeit eines Mitarbeiters konkret verplant werden darf, muss alles auf eine Nettoarbeitszeit heruntergebrochen werden. Die im Arbeitsvertag angegebene Arbeitszeit ist die Bruttoarbeitszeit. Durch den Abzug von Urlaub und Feiertagen reduziert sich diese auf eine Nettoarbeitszeit. Das Unternehmen muss sich auf eine Tage-Woche pro Mitarbeiter festlegen. Da die Pflege ein sehr körperlich wie psychisch anspruchsvoller Job ist, sollte jedoch die 5-Tage-Woche gar keiner Diskussion bedürfen. Was in Büros normal ist, ist leider im Pflegebereich noch nicht angekommen. Daher wäre es aber genau hier sehr wichtig, ausreichend Ruhezeiten und Regenerationsphasen für die Mitarbeiter zu schaffen. Nur wer ausreichend freie Zeit hat, kann Leistungen auf Dauer auf hohem Niveau erbringen, ohne körperlichen oder psychischen Schaden davon zu tragen oder durch unkonzentriertes Arbeiten die uns anvertrauten Menschen zu gefährden. Für die Nettoarbeitszeit heißt es im Einzelnen, dass wir zuerst eine Stelle des Stellenplans definieren müssen. Die Frage lautet: „Wie viel Stunden werden einer Vollzeitstelle zugeordnet?"

a 39,0 Wochenstunden	b 5 Tage – Woche	c 7,8 Stunden tägl. Arbeitszeit			
Mitarbeiter in Vollzeit Brutto		2028,0	Arbeitsstunden / Jahr	260	Arbeitstage / Jahr
d Feiertage / Jahr	14 Tage	– 109,2	Arbeitsstunden / Jahr	247	Arbeitstage / Jahr
e Urlaubstage / Jahr	31 Tage / Jahr	– 241,8	Arbeitsstunden / Jahr	216	Arbeitstage / Jahr
f Netto Krank	7 Prozent	– 141,5	Arbeitsstunden / Jahr	197	Arbeitstage / Jahr
g Fort- / Weiterbildung	5 Tage / Jahr	– 39,0	Arbeitsstunden / Jahr	192	Arbeitstage / Jahr
h Überstundenabbau	2 Prozent	– 40,6	Arbeitsstunden / Jahr	187	Arbeitstage / Jahr
Mitarbeiter in Vollzeit Netto		1455,5	Arbeitsstunden / Jahr	187	Arbeitstage / Jahr
Differenz		**572,2**	**Arbeitsstunden / Jahr**	**28,2 % Abzug**	

Abb. 2.1 Berechnung der Nettoarbeitsstunden eines Vollzeitmitarbeiters

Bruttoarbeitszeit des einzelnen Vollzeitmitarbeiters in der Woche

Unter **a** gekennzeichnet, wurde im Beispiel eine 39,0 Stundenwoche eines Vollzeitmitarbeiters angenommen. Unerheblich ist hier, ob es sich um eine Fachkraft oder eine Hilfskraft handelt.

Tage-Woche, in der der Betrieb in Zukunft arbeiten möchte

Unter **b** wird die zugrunde liegende Tage-Woche angegeben. Im Beispiel die 5-Tage-Woche.

Tägliche Arbeitszeit eines Mitarbeiters

Unter **c** gekennzeichnet wurde die wöchentliche Arbeitszeit durch fünf, also die 5-Tage-Woche, geteilt. Mit je 7,8 Stunden täglicher Arbeitszeit würde die Vollzeitkraft ihren vertraglichen Verpflichtungen nachkommen.

Gesetzliche Feiertage des jeweiligen Bundeslandes

Unter **d** werden die Feiertage abgezogen, die im jeweiligen Bundesland gegeben sind. Im Beispiel wurde das Bundesland Bayern mit 14 festen Feiertagen (die meisten in Deutschland) herangezogen. Ausgegangen wird stets von Bruttofeiertagen, da nicht jedes Jahr gleich ist. Es werden alle Feiertage gezählt, auch jene, die auf ein Wochenende fallen könnten.

Urlaubsanspruch auf der Basis der festgelegten Tage-Woche

Unter **e** werden die Urlaubsansprüche eingetragen, die ein Vollzeitmitarbeiter auf der Basis der angegebenen Tage-Woche hat. Wichtig ist es, hier einen Durchschnitt aller Mitarbeiter zu errechnen. Zusatznachtdiensturlaube oder Ansprüche aus dem Vorjahr sowie zustehende Urlaubstage aufgrund einer Behinderung müssen durch alle Mitarbeiter geteilt werden und auf die normalen Urlaubstage zusätzlich drauf gerechnet werden.

Durchschnittliche Nettoausfallquote der letzten drei Jahre

Unter **f** wird die Nettoausfallquote der letzten drei Jahre abgezogen. Da nicht jedes Jahr gleich gut oder schlecht zu sehen ist, kommt ein Durchschnitt der letzten Jahre sehr nah an die Realität im Unternehmen heran. Die Nettoausfallquote sind die Kranktage, die der Mitarbeiter tatsächlich hätte arbeiten müssen. Es zählen also keine Freitage oder Tage außerhalb der Lohnfortzahlung hinein.

Fort- und Weiterbildungstage durchschnittlich pro Mitarbeiter
Unter **g** wird ein Durchschnitt aller Mitarbeiter an Fort- und Weiterbildungstagen abgezogen. Gemeint sind Tage, in denen der Mitarbeiter an externen oder internen Tages- oder Wochenseminaren teilnimmt. Hier bitte nicht Tage mit Stunden verwechseln. Einzelne Fortbildungsstunden werden an anderer Stelle verbucht.

Gegebenenfalls ein prozentualer Abzug der im Jahr abzubauenden Überstunden
Unter **h** *kann, bei sehr vielen Überstunden, ein prozentualer Abzug vorgenommen werden. Im Konzept geht der Überstundenabbau sehr langsam aber stetig voran. Wer jedoch sehr viele Überstunden zu verzeichnen hat, kann einen kleinen Teil bereits von der Bruttoarbeitszeit abziehen. Der Erfolg ist somit schneller sichtbar. Zu beachten ist hier jedoch, dass alles, was hier abgezogen wird, die Zeit am Bewohnerbett schmälert. Es sollte daher mit Augenmaß gearbeitet werden und ein maximaler Abzug von 2 % nicht überschritten werden.*

Nettoarbeitstage im Jahr pro Mitarbeiter
Als Ergebnis erhält man die Nettoarbeitstage und Nettoarbeitsstunden eines Vollzeit-Mitarbeiters im Jahr. Im späteren Verlauf wird sichtbar, warum Tage und Stunden wichtig für die Dienstplangestaltung sind. Ebenso sieht man hier ganz deutlich den prozentualen Abschlag von der Bruttoarbeitszeit auf die Nettoarbeitszeit. Auch diese ist im späteren Verlauf noch wichtig.

Die Methode eines pauschalen Abzugs verfälscht das Ergebnis und ist keinesfalls auf das Unternehmen zugeschnitten. Diesen Schritt der Nettostundenberechnung nimmt man in der Regel nur einmal zur Konzepterstellung vor. Ein Wiederholen des Schrittes ist nur nötig, wenn sich grundlegende Dinge der Abzugsparameter verändern. Dies könnte bei Tarifvertragsänderungen oder Trägerwechsel der Fall sein.

2.2 // Netto des Stellenplans

Die Betrachtung der Nettoarbeitszeit eines Mitarbeiters stellt nur einen Bereich des Dienstplanabzuges dar. Jede Pflegeeinrichtung unterliegt einem Stellenschlüssel, welcher das Personal bemisst. Die Pflegegrade der anwesenden Kunden werden mit einem Rechenfaktor hinterlegt, welcher die Gesamtmitarbeiterzahl der Pflege festlegt. In jedem Unternehmen werden verschiedene Stellen vom Pflegeschlüssel genährt. Auch agieren die Bundesländer nicht einheitlich. Die Anrechnung der Schüler etwa oder Nachtdienste wird unterschiedlich gehandhabt. Ebenso findet die PDL nicht in jedem Stellenschlüssel Einzug. Selbst im gleichen Bundesland oder unter gleichen Trägern wird nicht immer gleich gearbeitet, da mit den Pflegekassen verschiedene Schlüssel ausgehandelt wurden bzw. zusätzliche Stellen zur Genehmigung standen. Dieses Vorgehen kann wirtschaftliche oder regionale Gründe haben. Wir finden, gerade was den Stellenplan betrifft, eine Unmenge an Variationen, die es nicht möglich machen, etwas zu pauschalisieren. Darum ist es gerade hier sehr wichtig, auf die Individualität des eigenen Hauses einzugehen. Stellen, die vom Gesamtvolumen an Mitarbeitern abgezogen werden, landen nicht auf dem Dienstplan und können so auch nicht als Arbeitskräfte beim Kunden verplant werden. Hier handelt es sich vorwiegend um Stabsstellen, die entweder nur anteilmäßig dem Haus zugerechnet sind (eine Stelle wird sich von mehreren Häusern geteilt) oder Sonderfunktionen, die außerhalb der Pflege gesetzlich vorgehalten werden müssen bzw. vom Unternehmen als sinnvoll erachtet werden. Hygienebeauftragter, Qualitätsbeauftragter, PDL, Überleitungskraft, Mentor, sozialer Dienst usw. können hier z.B. angeführt sein. Eine Transparenz der Stellenschlüssel und der nackten Zahlen ist bis in die unterste Führungsebene, den Stationsleitungen, sehr wichtig. Bei der Berechnung der verplanbaren Stellen später unablässig. Es gibt keinen verlässlichen Dienstplan ohne konkrete Zahlen und den Willen aller Seiten, ehrlich und offen miteinander umzugehen.

39,0 Wochenstunden	**a 1 zu 2,56**	**durchschnittlicher Stellenanteil**		**100 Betten Haus**
Stellenschlüssel Mitarbeiter in Vollzeit Brutto		a 39,06 Stellen	= 79213,68	Bruttoarbeitszeit / Jahr
b				
PDL	– 1,0 Stellen	38,06 Stellen	77185,68	Bruttoarbeitszeit / Jahr
Hygiene	– 0,2 Stellen	37,86 Stellen	76780,08	Bruttoarbeitszeit / Jahr
QM	– 0,2 Stellen	37,66 Stellen	76374,48	Bruttoarbeitszeit / Jahr
Mentor	– 0,2 Stellen	37,46 Stellen	75968,88	Bruttoarbeitszeit / Jahr
Sozialer Dienst	– 1,5 Stellen	35,96 Stellen	72926,88	Bruttoarbeitszeit / Jahr
Servicekräfte	– 1,5 Stellen	34,46 Stellen	69884,88	Bruttoarbeitszeit / Jahr
c				
Dauernachtdienst (nicht eingestreut)	– 6,00 Stellen	28,46 Stellen	57716,88	Bruttoarbeitszeit / Jahr
Stellenschlüssel Mitarbeiter in Vollzeit bereinigt		28,46 Stellen	57716,88	Bruttoarbeitszeit / Jahr
Differenz		**10,59 Stellen**	**27,1 % Abzug**	

Abb. 2.2 Abzug vom Stellenplan

Stellenschlüssel

Im Beispiel wird von einem 100-Bettenhaus ausgegangen. Der angegebene Stellenschlüssel unter **a** ist aus realen Zahlen übernommen und stellt einen durchschnittlichen Stellenanteil von 1 zu 2,56 dar. Es wurde hier als Beispiel bewusst ein eher schlechter Stellenschlüssel verwendet, damit auch Unternehmen mit ähnlicher Ausgangssituation Möglichkeiten der Umsetzung erkennen.

Stellenabzug

Aufgeführt werden unter **b** alle Stellen, bei denen es zu einem Abzug von Arbeitskräften aus dem Gesamtstellenplan kommt, also Stellen, die nicht in der Pflege landen. Alle Sonderfunktionen und Stabsstellen sind hier zu berücksichtigen.

Dauernachtdienst

*Ob an dieser Stelle **c** der Nachtdienst mit Stellen abgezogen wird, hängt davon ab, ob mit Dauernachtdiensten oder mit eingestreuten Nachtdiensten geplant werden soll. Wird mit einem Dauer-*

nachtdienst gearbeitet, findet er an dieser Stelle seinen Abzug, da der Stellenanteil später nicht auf den einzelnen Wohnbereichen bzw. in deren Dienstplänen landet. Dauernachtdienste sind schließlich nicht im Tagdienst einsetzbar und bilden eine eigene Diensteinheit. Dies gilt natürlich nur für Bundesländer, in denen der Nachtdienst nicht einen eigenen Schlüssel vorweisen kann. In einem solchen Fall ist es sinnvoll, den Nachtdienstschlüssel vorher auf den Gesamtstellenplan (bei **a***) aufzurechnen. Durch diese Methode hat das Unternehmen an dieser Stelle nochmals die Chance, sich für einen Dauernachtdienst oder für einen eingestreuten Nachtdienst zu entscheiden. Von Mischbesetzungen, also Dauernachtdienst und eingestreuter Nachtdienst im Wechsel, ist abzuraten, da die Berechnung für die einzelnen Wohnbereiche und die spätere Berechnung der Urlaube sehr kompliziert und zeitraubend ist. Ebenso ist ein Drei-Schicht-Betrieb für die Mitarbeiter sehr anstrengend, was häufig zu gesundheitlichen Einschränkungen führt (Nachtdienstberechnung siehe Kapitel 3).*

Ergebnis

Am Ende schmälern sich die Bruttoarbeitstage und Bruttoarbeitsstunden aus dem Stellenschlüssel um die in Abzug gebrachten Stellenanteile. Dieser wird anders als der Abzug von der Bruttoarbeitszeit auf die Nettoarbeitszeit des einzelnen Mitarbeiters (siehe 2.1) später nicht am Dienstplan erscheinen. Gerade in der heutigen Zeit der vielen Überprüfungen und Anforderungen an die Unternehmen ist es äußerst wichtig, dass die abgerechneten Stabsstellen auch ihren zugedachten Aufgaben nachkommen. In einem verlässlichen Dienstplan, der zugleich kundenorientiert und wirtschaftlich sein soll, aber auch fachliche Kompetenz vorweisen soll, können Funktionsträger nicht als Nothelfer verwendet werden, um Ausfallszeiten aufzufangen oder Stressspitzen abzubauen. Vielmehr ist es nötig, die Pflegezeit dem Kunden anzupassen und durch detaillierte Berechnungen einen weitestgehend störungsfreien Ablauf zu gewährleisten. Wird dies im Unternehmen nicht beherzigt, dreht dieses an der Qualitätsschraube, die der Betrieb, aber auch der einzelne Mitarbeiter an verschiedenen Stellen unter Umständen zu spüren bekommen kann. Engagierte Mitarbeiter fangen nicht selten ein derartiges Missmanagement auf, was aber auf Dauer bei diesen auch zu Frustration bis hin zur inneren Kündigung oder gar einem Burnout führen kann.

2.3 // Nettostunden beim Kunden

Wenn man den Arbeitsalltag einer Pflegekraft betrachtet, wird dieser durch vielerlei unterbrochen und leider kann nicht immer mit nötigen Personalressourcen nachgebessert werden. Die Leidtragenden sind zum einen dann Sie als Pflegekraft, welche mit erhöhtem Einsatz die fehlende Zeit auffangen müssen, aber auch die Kunden, denen Sie weniger Zeit und Zuwendung zukommen lassen können. Da im Alltag viele Situationen entstehen, die nicht planbar oder vorhersehbar sind und die Mitarbeiter dann sowieso an Leistungsgrenzen gebracht werden, sollte Planbares auch geplant werden. Jeder packt gern an, wenn es einmal brennt, hört das Feuer jedoch nicht auf, sich stets neu zu entzünden, gibt man irgendwann resigniert auf. Stressphasen finden sich in allen Berufen, sie dürfen sich jedoch nur auf Notfälle beschränken und es darf nicht zum Dauerzustand werden. Um dies zu vermeiden, muss zu den bisher abgezogenen Stabsstellen auch ein Abzug von Tätigkeiten folgen, die unregelmäßig jedoch notwendigerweise anfallen, für die aber keine extra Zeit gewährt wird.

a – Betriebliche Organisation

Betriebe verursachen durch die Gestaltung von pflegefernen Abläufen häufig Stress. Jede Berufssparte, obwohl im gleichen Unternehmen tätig, geht einem anderen Tagesrhythmus nach. Mitarbeiter der Verwaltung sehen gerade zwischen 08.00 Uhr und 10.00 Uhr eine gute Zeit für Besprechungen, da hier der Kundenverkehr noch gering ist, während die Küche in dieser Zeit mit dem Kochen des Mittagessens stark beansprucht wird. Die Pflege wiederum könnte eher zwischen 13.00 Uhr und 14.30 Uhr Sitzungen abhalten, während die Hauswirtschaft gerade dann mit Aufgaben der Reinigung der Grundflächen beschäftigt ist. Es ist also ganz normal, dass zusätzliche Tätigkeiten entweder außerhalb der Kernarbeitszeit der jeweiligen Gruppe gelegt werden oder aber zusätzliche Hände dafür sorgen, dass es zu keinen Ablaufstörungen kommt. Planbares sollte also auch geplant werden und im Dienstplan sichtbar sein. Zeitliche Ressourcen entstehen, indem vorher die Bruttoarbeitszeit reduziert wird, um sie an wichtigen geplanten Stellen wieder dazuzugeben.

b – Fremdorganisation

Nicht immer kann dem Betrieb die Schuld für Fehlbesetzungen gegeben werden. Die Situation der Prüfinstitutionen ist allgemein bekannt. Sie kommen unangemeldet und binden Personal, das jedoch nicht zusätzlich vorhanden ist. Kurzfristig müssen Kollegen aus dem Frei geholt werden oder länger bleiben. Die Mitarbeitervertretung beraumt eine Bedarfssitzung an, welche bei den Betroffenen zu Mehrarbeit führt und bei deren Ersatz ebenfalls. Beispiele für derartige Bedarfe gibt es einige. Diese Geschehnisse haben das gleiche Ergebnis – Überstunden. Ein vorrausschauendes Denken ist gefragt, um diese zu vermeiden. Es ist also nötig, die Mehrarbeitsstunden hierfür bereits vom Brutto abzuziehen, um im Bedarfsfall Ressourcen gewähren zu können.

c – Pflegebedarf

Der Pflegealltag ist normalerweise bis in die letzte Minute durchorganisiert. Für Aufgaben, welche einen längeren Zeitaufwand benötigen, fehlen die Stunden. Gerade für das Schreiben von Pflegeplanungen, Schülerbegleitung, Hilfskraftüberprüfungen, Pflegevisiten usw. bleibt im regulären Tagesablauf keine Zeit, es kommt zu Überstunden, wenn die verbleibenden Kräfte nicht überfordert werden sollen oder frustriert zwecks nicht erledigter Dinge nach Hause gehen. Werden solche Dinge vorher vom Brutto abgezogen, kann getrost für diese Tätigkeitsfelder ein Stundenkontingent gewährt werden. Wichtig ist, dass dieses später im Dienstplan sichtbar gemacht wird. Als Mitarbeiter erkennt man auf einen Blick, wofür man wo Zeit hat, und die Kollegen akzeptieren, dass diese Arbeit auch dort getan wird. Die Hände fehlen zu diesen Zeiten nicht. Wird es in Form von Arbeitstagen gegeben, könnte ein Kürzel dafür verwendet werden. Soll es jedoch an einen Dienst angehängt werden, z.B. von 06.00 Uhr – 12.30 Uhr Pflege und von 12.30 Uhr – 14.30 Uhr Pflegevisite, ist es sinnvoll, sich als Mitarbeiter umzuziehen oder sich in ein anderes Arbeitsumfeld für die Erledigung der Aufgaben zu setzen. Nur durch derartige Maßnahmen distanziert sich die Pflegekraft von der vorangegangenen Tätigkeit und stellt sich mental auf etwas Neues ein. Auch Angehörige, Bewohner und Kollegen nehmen so wahr, dass der Mitarbeiter für den normalen Stationsdienst nicht mehr zur Verfügung steht. Die vorgegebene Zeit wird so konsequent für die anfallende Aufgabe genutzt, was eine enorme Qualitätssteigerung in der Einrichtung bewirkt.

d – Sonstige Bedarfe

Ebenfalls vom Brutto abgezogen werden Stunden, die für Besonderheiten benötigt werden. Jahreszeitliche Feste sind Bestandteil jedes Unternehmens und binden Arbeitskräfte. Neben der sozialen Betreuung benötigt auch die Pflege an diesen Tagen mehr Hände. Begleitdienste zu Ärzten oder Einkäufen werden vereinzelt nötig, wenn keine Angehörigen greifbar sind. Auch die Bildung von vorübergehenden Arbeitsgruppen oder die Teilnahme an Qualitätszirkeln bindet Zeit. Viele Dinge des Alltags greifen Arbeitszeit ab, die nicht aus der Routine der Pflege schulterbar sind. Ein vorheriges Herausrechnen eines kleinen Stundenanteils gibt im Laufe des Jahres die Sicherheit, Bewohnerbedürfnisse sowie Betriebliches ohne Überstunden und durch zusätzliche Kräfte abdecken zu können. Stressspitzen werden durch dieses Vorgehen bereits im Keim erstickt.

e – Eingestreuter Nachtdienst

Wer sich unter 2.2 für keinen Dauernachtdient entschieden hat, muss hier die Nachtdienststunden zum Abzug bringen. Der eingestreute Nachtdienst muss später wieder auf den Wohnbereichen zur Verplanung zur Verfügung stehen, darf aber nicht in die zu verplanende Tagbesetzung eingerechnet werden. Aus diesem Grund stellt er an dieser Stelle einen Abzug dar. Die Nachtstunden errechnen sich ebenso wie unter 2.2 beschrieben.

Stellenschlüssel bereinigt	**28,46 Stellenanteile**	**57716,88**	**Arbeitsstunden / Jahr**
a Abzug betriebliche Organisation (Teamsitzungen, Gesprächsführung usw.)	300,0 Stunden / Jahr	57416,9	Arbeitsstunden / Jahr
b Fremdorganisation (Prüfinstanzen, Personalrat usw.)	200,0 Stunden / Jahr	57216,9	Arbeitsstunden / Jahr
c Pflegebedarf (Pflegevisite, Pflegebegleitungen usw.)	400,0 Stunden / Jahr	56816,9	Arbeitsstunden / Jahr
d Sonstiger Bedarf (Feste, Qualitätszirkel usw.)	150,0 Stunden / Jahr	56666,9	Arbeitsstunden / Jahr
e Eingestreuter Nachtdienst	falls noch nicht unter 2.2 abgezogen, hier abziehen		
Sonstiger Abzug aus Stellenschlüssel	**1050,0 Stunden / Jahr**		

Abb. 2.3 Abzug sonstiger Stunden

Die Berechnung der anfallenden Stunden erfolgt stets auf der Basis eines Jahres (Beispiel Teambesprechung: 50 Mitarbeiter halten einmal im Monat eine Besprechung ab. 50 Mitarbeiter * 12 Monate = 600 Stunden/Jahr in der Einrichtung). Diese werden von der Bruttojahresarbeitszeit abgezogen. Jedes Unternehmen bestimmt selbst, welche sonstigen Stunden im Jahreskreis anfallen und für welche zusätzliches Personal benötigt wird. Das Einbeziehen der Mitarbeiter erleichtert die Darstellung und Aufrechnung von Sonderzeiten. Als Ergebnis erhält man eine Differenz von Brutto- und Nettoarbeitszeit, welches im Unterschied zu Punkt 2.2 später trotzdem wieder in Form von Mitarbeiterstunden am Dienstplan erscheint. Lediglich bei der Berechnung der täglichen regulär verplanten Anwesenheitszeit muss diese herausgerechnet werden. Man könnte es auch als Pflegezeit und pflegefremde Zeit titulieren, um den Unterschied klarer herauszustellen.

2.4 // Zusammenfassung

Nachdem all diese Schritte durchgeführt wurden, wird erstmals für alle sichtbar, wie viele Stellen des Stellenschlüssels tatsächlich im Haus für die Pflege zur Verfügung stehen. Pauschale Abzüge, wie sie oft in der Fachwelt kursieren, bringen keine Dienstplansicherheit und haben wenig mit der Realität zu tun. Sieht man die Zahlen wie hier einmal geballt zusammen, wird jedem klar, dass nur eine individuelle Berechnung genaue Daten bringt. Je tiefgründiger diese erarbeitet wurde, desto verlässlicher wird der Dienstplan und umso geringer ist die Wahrscheinlichkeit von Überstunden und Überforderung der Mitarbeiter. Im Gegenzug steigt die Qualität, da Sondertätigkeiten ausgeführt werden können. Die Bewohnerzufriedenheit erhöht sich durch die Kontinuität der Anwesenheit der Mitarbeiter und der Individualität der Pflegeleistung. Lächelnde Mitarbeiter und zufriedene Bewohner verändern die Atmosphäre in einem Pflegeheim merklich sowohl für die Kunden als auch für die Teams. Die Auswirkungen eines guten Dienstplans werden hier deutlich.

39,0 Wochenstunden	**a**	**1 zu 2,56**	**durchschnittlicher Stellenanteil**		**100 Betten Haus**
Ausgangssituation	**a**	39,06	Stellen =	79213,68	Bruttoarbeitszeit / Jahr
b Abzug Stellenschlüssel		10,59	Stellen =	57716,59	Bruttoarbeitszeit / Jahr
c Abzug sonstige Stellen		0,52	Stellen =	56666,9	Bruttoarbeitszeit / Jahr
Bereinigter Stellenschlüssel		**27,95**	**Stellen =**	**56666,9**	**Bruttoarbeitszeit / Jahr**
d Planstellen * Mitarbeiternettoarbeitszeit (27,95 Stellen * 1455,5 Std.)				40669,4	Nettoarbeitszeit / Jahr
e					
Bruttoarbeitszeit		79213,68	=	100 %	
Nettoarbeitszeit		40669,40	=	51,3 %	
Abzugsanteil		38544,30	=	48,7 %	

Abb. 2.4 Zahlen im Überblick

Ausgangssituation

Unter **a** steht, wie unter 2.2 erklärt, die Ausgangssituation für das beschriebene Beispiel. Also die Bruttostellen und Bruttostunden des Beispielunternehmens für ein Jahr.

Abzug Stellenplan

Unter **b** werden die Stabsstellen vom Brutto abgezogen. Dieser Abzugsfaktor wurde unter 2.2 ermittelt.

Abzug sonstiger Stunden

Unter **c** werden die sonstigen Stunden ebenfalls vom Brutto abgezogen.

Differenzabzug von Brutto / Netto des Mitarbeiters

Unter **d** wurde die unter 2.1 ermittelte Differenz vom Netto auf das Brutto je Mitarbeiter von den gesamten Bruttostunden abgezogen. Hierfür wird die errechnete Nettoarbeitszeit der Vollzeitkraft mit dem Stellenkontingent multipliziert.

Zahlen im Überblick
Unter **e** kann man noch einmal deutlich den Stellenanteil erkennen, der tatsächlich abgezogen werden muss und nicht am Bewohnerbett landet.

Die Errechnung der prozentualen Anteile ist stets wichtig, da zu einem späteren Zeitpunkt alles auf einen Wohnbereich herabgebrochen werden muss. Bisher wurde alles lediglich für das Gesamtunternehmen errechnet und noch nicht individuell auf das Kundenklientel der einzelnen Wohnbereiche eingegangen.

3 // Nachtdienst

Der Nachdienst, so unscheinbar die Mitarbeiteranzahl auch ist, nimmt einen entscheidenden Stellenwert in den Pflegeheimen ein. Viele Bewohner und viele Wohnbereiche werden übergreifend mit nur wenigen Mitarbeitern aus dem Stellenschlüssel versorgt. Gerade bei den Pflegekräften der Nacht wird ein hohes Maß an Selbstständigkeit verlangt. Eine Fachkraft ist meist für die gesamte Einrichtung verantwortlich und muss Entscheidungen ohne Zweitmeinung einer weiteren Examinierten treffen. Eine hohe Fachlichkeit und Belastbarkeit sollte die leitende Nachdienstkraft ausmachen. Kenntnisse von Krankheitsbildern, pflegerelevante Problemstellungen, Ressourcen und Eigenheiten über die häufig hohe Zahl an Senioren stellen eine Selbstverständlichkeit dar, wenn es darum geht, eine Nachtschicht zu übernehmen. Zudem kommt noch der geänderte Tag-/Nachtrhythmus erschwerend dazu. Leitungskräfte sind nicht oder nur selten vor Ort, so dass auch eine Portion Eigenorganisation die Person innehaben soll. Mehr noch als im Tagdienst sind Träger von Einrichtungen darauf angewiesen, dass nachts richtige Entscheidungen getroffen werden und eine qualitativ hochwertige Pflege und Betreuung nach festgelegten Standards stattfindet. Ein gut organisierter Nachtdienst erleichtert die Arbeit im Frühdienst und lässt den Tag für alle Beteiligten entspannter beginnen. Ein lauter und nervöser Nachtdienst hingegen überträgt sich auf die Bewohner und wird diese unruhig und zerstreut der nächsten Schicht übergeben.

3.1 // Berechnung des Nachtdienstes

Die Berechnung des Nachtdienstes unterliegt in den meisten Bundesländern keiner festen Regelung. Dennoch sollte, aufgrund der oben dargestellten Tatsachen, in etwa pro 35 – 45 Heimbewohner eine Pflegekraft anwesend sein, je nach dem zu versorgenden Bewohnerklientel. Werden es mehr als 120 Kunden, kann nicht nur durch eine Fachkraft die Aufgabe in der Nacht wahrgenommen werden. Ein Kennen aller Pflegebedürftigen ist dann kaum mehr möglich und führt zum erheblichen Qualitätsverlust bei zeitgleicher Überforderung der leitenden Pflegekraft. Laut Gesetz beginnt die Nacht um 23.00 Uhr und endet um 06.00 Uhr. Diese Zeit ist Grundlage für die Berechnung der Nachtzuschläge und/oder der Zusatzurlaubstage für geleistete Nachtdienststunden, die in vielen Tarifverträgen extra geregelt sind. Ist keine tarifliche Regelung vorhanden, sagt der Gesetzgeber, dass die Nacht entweder durch zusätzlichen Geldwert oder erhöhten Freizeitausgleich entlohnt werden muss. Den Einrichtungen ist es jedoch selbst überlassen, wann die Nachtschichten beginnen und wann sie beendet sind. So könnte es durchaus möglich sein, zum Beispiel den Spätdienst bis 22.00 Uhr hinauszuzögern und dann erst die nächste Schicht beginnen zu lassen. Zur Dienstzeitenfindung sollte Kapitel 5 beachtet werden. Ist nun eine Anzahl an Nachtdienstkräften festgelegt, muss hier, im Gegensatz zu vorher, das Netto in ein Brutto umgewandelt werden.

a **26,0 Nachtstunden täglich**	b **365 Tagen / Jahr**	
c	9490,0	Nettoarbeitsstunden der Nacht / Jahr
d zuzüglich 28,23 % (siehe 2.1)	2679,1	Differenz Netto-Brutto Mitarbeiter / Jahr
	12169,1	Bruttoarbeitsstunden der Nacht/Jahr
e Stellenanteil für den Nachtdienst	**6,00**	**Nachtdienststellen**

Abb. 3.1 Berechnung der Nachtdienststunden

Die Berechnung der Nachtstunden ist imgrunde sehr einfach.

Unter **a**, werden die Nachtstunden als Regelgrundlage genommen, die für die Abdeckung der täglichen Nachtschichten vorgesehen sind. Im Beispiel der Abb. 3.1 wurden drei Nachtdienste mit unterschiedlichen Längen angesetzt. Diese tägliche Zeit wird mit den 365 Tagen des Jahres multipliziert, was unter **c** die Nettonachtstunden ergibt. Da auch die Kräfte des Nachtdienstes einen Anspruch auf Urlaub und Feiertage haben und auch diese krank werden können, muss nun unter **d** dieses Netto auf Brutto umgerechnet werden. Zu Hilfe wird hier die errechnete prozentuale Differenz der einzelnen Vollzeitkraft (siehe Abb. 2.1) genommen. Diese Bruttoarbeitszeit, die benötigt wird, um den Nachtdienst an 365 Tagen zu gewährleisten, wird unter **e** durch die Stundenwoche (im Beispiel die 39,0 Stunden einer Vollzeitkraft) und die Jahreswochen (52) geteilt. Das Ergebnis wird am Ende zum abzuziehenden Stellenanteil des Nachtdienstes.

3.2 // Formen des Nachtdienstes

Nicht jeder Mitarbeiter übernimmt gern Nachtschichten. Dies kann gesundheitliche, private aber auch soziale Gründe haben. Die Führungskräfte sollten dieses Thema mit den Teams besprechen und sich entscheiden, welche Form für die Einrichtung am sinnvollsten erscheint. Es gibt drei Arten, die Nachtstunden abzudecken: den Dauernachtdienst, den eingestreuten Nachtdienst und die Mischform. Die Berechnung erfolgt immer auf die gleiche Art und Weise wie unter Kapitel 3.1 beschrieben, lediglich der Abzug vom Stellenschlüssel findet an unterschiedlichen Orten statt. Schließlich sollen die Nachtdienststunden entweder für einen separaten Dienstplan (Dauernachtdienstplan) zur Verfügung stehen oder aber dem Wohnbereich zur Abdeckung der Nachtstunden (eingestreuter Nachtdienst). Ob man sich für einen Dauernachtdienst oder die eingestreute Variante entscheidet, ist jedem Haus selbst überlassen und sollte jedoch mit den Mitarbeitern des Hauses abgesprochen werden. Es gibt für beides Vorteile und Nachteile, die abzuwägen sind. Auch die Mischfunktion hat ihre Daseinsberechtigung, was jedoch den späteren Berechnungsaufwand erheblich erschwert und kompliziert.

Dauernachtdienst

Im Dauernachtdienst arbeiten Mitarbeiter nur nachts und haben anschließend eine bestimme Anzahl von Tagen frei. Gerade bei Müttern ist dieser Dienst sehr gefragt, da der scheinbar familienfreundlich ist. Sie gehen zur Schlafenszeit weg, sind morgens zum Wecken wieder da und haben nach der Schule der Kinder ausgeschlafen. Die Berechnung ist bei den Bruttostunden und den späteren Nettostunden der einzelnen Wohnbereiche einfach, da dieser vorher schon vom Stellenplan abgezogen wurde und dadurch darauf keinen Einfluss mehr hat (siehe Kapitel 2.2). Bei der späteren Urlaubsplanung entfällt die Berücksichtigung, da sich dieses Mitarbeiterteam selbstständig berechnet. Die Mitarbeiter brauchen nicht im Tagdienst zu arbeiten und haben einen eigenen homogenen Dienstplan.

Als Vorteil kann angesehen werden:

- Kontinuität in der Mitarbeiterbesetzung,
- Mitarbeiter ausschließlich Nachtdienst, dadurch weniger körperliche und psychische Belastung durch Wechselschichten,
- mehr Freizeit für die Mitarbeiter durch längere Schichten,
- zwei Schichtsystem im Tagdienst,
- leichtere Dienstplangestaltung, da eigener homogener Dienstplan,
- wirtschaftlich durch weniger Zusatzurlaubstage für Nachtstunden (in vielen Tarifverträgen verankert – pro 110 Nachtstunden ein Urlaubstag, bis zu vier Tage im Jahr möglich),
- nicht alle Mitarbeiter müssen Nachtdienst machen (nicht jeder Mitarbeiter verträgt Wechselschichten),
- qualitativ hochwertige Bewohnerversorgung durch das Kennen der nächtlichen Bedürfnisse durch die Mitarbeiter,
- keine Probleme mit Altersbeschränkungen von Mitarbeitern oder Gesundheitsausschlusszeugnissen einzelner Kräfte,
- leichte Berechnung der Urlaube und somit leichtere Urlaubsverteilung,
- weniger Zeitinvestition für die Einarbeitung neuer Mitarbeiter.

Als Nachteil kann angesehen werden:

- Nachtdienstmitarbeiter verlieren den Bezug zum Tagdienst,
- Tagdienst unterschätzt die Nachtdiensttätigkeit,
- Nachtdienst hat wenig Kontakt zu Leitungskräften,
- Mitarbeiter hat keine direkte Zugehörigkeit zu einem Team,
- erschwerte Teilnahme an Teamsitzungen, Qualitätszirkeln oder Fortbildungen,
- Mitarbeiter hat es schwerer, sich auf den neuersten pflegewissenschaftlichen Kenntnisstand zu bringen,

- erhöhte finanzielle Zuwendungen aus Nachtstunden bekommen nur wenige Mitarbeiter,
- tariflich festgelegte Zusatztage für Nachtstunden reduzieren sich auf die Mitarbeiter des Dauernachtdienstes.

Eingestreuter Nachtdienst

Als eingestreuter Nachtdienst wird bezeichnet, wenn die Nachtstunden durch alle Mitarbeiter abgeleistet werden. Die Verteilung auf die Wohnbereiche sollte gleichmäßig stattfinden und die dafür nötigen Stunden werden unter den sonstigen Stunden bereits herausgerechnet (siehe Kapitel 2.3). Prozentual nach der Wohnbereichsgröße müssen bei der Dienstplangestaltung dann, im Nachgang, die dem entsprechenden Nachtstunden eingeteilt werden. Auch bei der Urlaubsplanung werden die Nachtstunden berücksichtigt, um diese abdecken zu können. Die Berechnung ist erschwert, da für jeden einzelnen Wohnbereich später exakt die dem Wohnbereich zugegebenen Nachtstunden herabgebrochen werden müssen und auch im Dienstplan zur Verwendung kommen sollten.

Beispiel:

Die anfangs berechneten Bruttostellen von 6,0 müssten durch die Gesamtbettenzahl und anschließend mal die Anzahl der Betten des Wohnbereichs herunter gebrochen werden (z.B. 6,0 Stellen / 100 Betten * 25 Betten im Wohnbereich = ca. 1,5 Stellen). Die daraus entstandenen Bruttostellen für diese Station müssten nun umgekehrt auf ein Netto zurückgebracht werden (1,5 Stellen * 1455,5 Nettoarbeitsstunden eines Mitarbeiters = 2183,25 Nachtstunden vom Wohnbereich abzuleisten). Bei einer Nachtschicht von 10 Stunden würde dies ca. 218 Nächte im Jahr für diese Station bedeuten.

Als Vorteil kann angesehen werden:

- Teamzugehörigkeit der Mitarbeiter,
- teamübergreifendes Kennenlernen,
- Mitarbeiter lernen auch andere Wohnbereiche und deren Bewohner kennen,
- gemeinsame Urlaubsplanung,
- Teilnehme an Zirkeln, Fortbildungen oder Teamsitzungen möglich,
- aktueller Wissensstand bleibt erhalten,
- Kontakt zu Leitungskräften ist stets vorhanden,
- viele Mitarbeiter kommen in den Genuss der zusätzlichen Nachtdiensturlaube (wenn tariflich geregelt),
- finanzielle Nachtzuschläge für viele Mitarbeiter.

Als Nachteil kann angesehen werden:

- gesundheitliche Probleme der Mitarbeiter durch Dreischichtsystem,
- keine Kontinuität in der Nachtschichtbesetzung,

- Mitarbeiter der einzelnen Wohnbereiche kennen nicht alle Bewohner,
- fehlende Routine der eingesetzten Pflegekräfte,
- wechselnde Teams – kein Zusammenspiel von Mitarbeitern,
- Fachkraft mehr Verantwortung, da Pflegehilfskräfte nicht routiniert,
- erschwerte Dienstplangestaltung durch Nachtdienstausschlussatteste, minderjährige oder ältere Mitarbeiter, die keinen Nachtdienst leisten können oder dürfen,
- Bewohner hat häufigen Wechsel der Pflegekräfte,
- viel Zeit für die Einarbeitung neuer Mitarbeiter nötig.

Mischkalkulation des Nachtdienstes

Unter Mischkalkulation versteht man, dass der Nachtdienst durch Dauernachtdienste und durch Pflegekräfte der Station abgedeckt wird. Alle Stunden, die nicht durch dafür abgestelltes Personal geleistet werden können, werden vom Tagdienst abgedeckt. Was sich anfangs so leicht anhört, wird zur rechnerischen und planerischen Herausforderung. Die Pflegekräfte der Nacht sind stationsunabhängig und verwalten sich in sich, dazu kommen aber noch Tagdienstmitarbeiter, die diesem Team nicht angehören und mit ihren eigenen Teams planen müssen. Um hier keine Überschneidungen z.B. bei der Urlaubsplanung zu bekommen, bedarf es viel mathematischer Vorarbeit, um im späteren Verlauf keine Dienstplanstörungen hervorzurufen.

Alle Wohnbereiche werden zu gleichen Prozentteilen für den fehlenden Teil der Nachtstunden herangezogen:

Die Berechnung für die Brutto- und Nettostunden ist im ersten Schritt noch einfach. Der Bruttostellenanteil zur Nachtabdeckung wird wie unter 3.1 beschrieben berechnet. Vom Stellenplan werden anschließend die Nachtdienststellen abgezogen, welche für den Dauernachtdienst eingesetzt werden sollen (Kapitel 2.2). Angenommen, die Einrichtung hat zwei Vollzeitkräfte für den Dauernachtdienst abgestellt, so werden diese vom Stellenplan als Bruttostellen abgezogen. Übrig bleiben 4,0 Stellen (6,0 errechnete Bruttostellen für den Nachtdienst abzüglich 2,0 Vollzeitstellen). Dieser Rest ist, wie unter Kapitel 2.3 beschrieben, an Stunden abzuziehen (4,0 Stellen * 2028,0 Bruttoarbeitszeit eines Mitarbeiters im Jahr).

Die Wohnbereiche werden zu unterschiedlichen Teilen für die fehlenden Nachtstunden herangezogen:

Die Berechnung für die benötigten Bruttostellenanteile zur Nachtabdeckung bleibt gleich (Kapitel 3.1). Was sich jedoch ändert ist, dass trotz des Mischverhältnisses erst einmal die gesamten errechneten 6,0 Bruttostellen aus unserem Beispiel weiterhin vom Gesamtstellenplan abgezogen werden. Die nicht abgedeckten 4,0 Stellen werden zu einem späteren Zeitpunkt einfach als Mitarbeiter dem jeweiligen Wohnbereich zugeteilt, welcher die Nachtstunden ableisten soll. Dieser Schritt erfolgt jedoch erst bei der Berechnung der einzelnen Stationen (Kapitel 4).

Als Vorteil kann angesehen werden:

- Dauernachtdienst profitiert vom aktuellen Wissen des Tagdienstes,
- der Blickwinkel des Tagdienstes wird ein anderer durch das Wissen an Arbeit und Ablauf im Nachtdienst,
- gegenseitige Wertschätzung der Leistungen,
- schichtübergreifende Fallbesprechungen auch nachts,
- Aufnahme der Dauernachtdienstkräfte in den Teams des Tagdienstes,
- erfahrene Kraft immer als Ansprechpartner dabei,
- auf Wünsche, ob Nachtdienst gemacht wird oder nicht, kann beim Mitarbeiter eingegangen werden,
- tariflich festgelegte Zusatznachtdienste und Nachtaufschläge kann sich jeder Mitarbeiter verdienen.

Als Nachteil kann angesehen werden:

- Dauernachtdienst hat ständig wechselnde Kollegen,
- Qualität der Nachtarbeit ist herabgesetzt, da keine kontinuierliche Besetzung,
- viel Anlernzeit für neue Mitarbeiter,
- verlorene Arbeitszeit durch das tägliche Erklären neuer Bewohner.

4 // Personaleinsatzplanung

Im vorangegangenen Kapitel wurde die tatsächliche Arbeitszeit berechnet, die am Bewohnerbett ankommt. Es wurde der Nettostellenplan, also die Stellen ermittelt, welche im Dienstplan erscheinen. So mancher wird überrascht sein, wie wenig eigentlich am Ende tatsächlich am Bewohnerbett bzw. in der Pflege ankommt. Die Frage lautet also jetzt: Auf welchem Wohnbereich finden sich wie viele Mitarbeiter und mit welchem Stellenanteil? Pauschalisierungen können an dieser Stelle nicht gemacht werden. Das persönliche Empfinden und das tatsächliche Soll driften meist weit auseinander. Nur in den seltensten Fällen sind alle Stationen gleich groß. Selbst wenn dies der Fall ist, so spielen die Bewohner mit ihren Pflegegraden eine weitere Rolle, welchen Anteil der Nettostellen der jeweilige Wohnbereich erhält. Eine derartige Verteilung ist äußerst wichtig, da ein pauschalisierter Gesamtplan für die Einrichtung die Bezugspflege in den Hintergrund drängen würde. Ebenso kann es bei besonders großen Einheiten zu einer Überforderung der Fachkräfte kommen. Das Kennen und tiefe Wissen über Krankheitsbilder, Biographie oder Medikamente jedes einzelnen Menschen im Wohnbereich ist unmöglich und birgt eine hohe Fehlerquelle bzw. es findet eine unprofessionelle Pflege statt. In Ausnahmefällen gibt es auch eine geschätzte Verteilung der Stellen, die die Leitung aus eigener Sicht vorgenommen hat. Dies ist sehr gefährlich, da zum einen keiner dem einzelnen Mitarbeiter transparent diese Bauchentscheidung erklären kann und zum anderen die Bewohner ein Recht auf ihre zustehende Pflegezeit haben. Im Rechtsstreit kann der Träger nicht nachweisen, dass der Kunde mit ausreichend

Personal versorgt wurde. Es kann zu hohen Schadenersatzansprüchen kommen. Einige Prüfinstanzen kontrollieren sogar die ordnungsgemäße Verteilung der Mitarbeiter angepasst an die Pflegegrade. Bei aufgefallenen Fehlern findet sich dies dann im Prüfbericht wieder oder führt zu einem Mangel der Heimaufsicht, der Kosten verursacht. Vertreter der Mitarbeiter oder Bewohnervertretungen können durchaus verlangen, die Richtigkeit der Personalverteilung offen gelegt zu bekommen, gerade wenn es um die Gesundheit der Mitarbeiter geht, die Überlastung der Pflege oder entstandene Pflegefehler bzw. deren Vermeidung. Es wird also klar, dass es unablässig ist, eine ordnungsgemäße Verteilung der Stellen auf die Wohnbereiche vorzunehmen. Um dies zu bewerkstelligen, werden zunächst die Zahlen der einzelnen Wohnbereiche angesehen.

4.1 // Pflegegradverteilung

Jedem Bewohner steht laut seinem Gutachten eine gewisse Pflegezeit zu, die er mit Erhalt eines Pflegegrades bestätigt bekommen hat. Das Unternehmen verpflichtet sich laut Heimvertrag, diese Pflege professionell zu gewährleisten, was nur mit ausreichend, der Situation angepasstem geschultem Personal möglich ist. In der Pflegesatzverhandlung hat der Träger der Einrichtung einen festen Satz je Pflegegrad vereinbart, mit dem er die Versorgung der Bewohner übernimmt. In Deutschland gibt es unterschiedliche Schlüssel, mit welchen gerechnet wird. Zudem hat jedes Bundesland andere Vorschriften, was z.B. den Nachtdienst, die Schüler oder die PDL betrifft. Die Einhaltung des Stellenschlüssels wird durch MDK und Heimaufsicht geprüft. Dennoch sollte hier Transparenz herrschen und die Mitarbeiter des Hauses sollten darüber Kenntnis haben. Für die Dienstplangestaltung ist der jeweils gültige Schlüssel im Haus zu verwenden. Auf die spätere Erstellung des Dienstplans hat dies zur Auswirkung, dass, je weniger Personal verhandelt wurde, desto weniger Hände zur Verfügung stehen. Wobei ein gut durchdachter und berechneter Dienstplan, wie in diesem Buch beschrieben, nicht heißt, dass der Stress mit geringerem Schlüssel größer ist, als in einem unorganisierten Unternehmen, welches viel Arbeitszeit verschwendet (siehe Kapitel 5 – Dienstzeitenfindung).

a Pflegegrade	b Bewohnerverteilung	c Pflegeschlüssel	d Bruttostellen
I	2	1 zu 6,80	0,29
II	6	1 zu 4,00	1,50
III	7	1 zu 2,68	2,61
IV	6	1 zu 2,01	2,99
V	5	1 zu 1,81	2,76
	26 Bewohner		**10,15 Bruttostellen**

Abb. 4.1.1 Pflegeschlüsselberechnung

Pflegegrade

Unter **a** wurden die jeweiligen Pflegegrade angegeben. Angefangen vom Pflegegrad I bis hin zum Pflegegrad V.

Wohnbereich

Unter **b** findet man die Bewohnerverteilung. Im Beispiel wird von einer Station mit 26 Bewohnern ausgegangen. Es kann jede beliebige Größe des Wohnbereichs zugrunde gelegt werden. Bei extrem kleinen Bereichen, also unter 15 Bewohner, können später bestimmte Zeitintervalle (Nebenzeiten), wohnbereichsübergreifend, zusammengenommen werden. Es ist sinnvoll, an dieser Stelle beide Minibereiche gemeinsam zu berechnen und später die Bereichspflege mit der Dienstzeitengestaltung vorzunehmen.

Pflegeschlüssel

Unter **c** befinden sich die hinterlegten Pflegeschlüssel, die von den Trägern ausgehandelt wurden. Jeder Bewohner eines bestimmten Pflegegrades hat einen bestimmten Faktor, mit dem die zur Verfügung stehenden Pflegezeiten bzw. die Mitarbeiteranzahl berechnet wird. Es wurde hier absichtlich ein eher schlechter Schlüssel verwendet, um deutlich zu machen, dass nicht unbedingt dieser für einen unsicheren Dienstplan bzw. für die Mitarbeiterüberlastung verantwortlich ist.

Stellen

Unter **d** errechnen sich nun die Bruttostellen, welche für diesen Wohnbereich zur Verfügung stünden. Die Betonung liegt auf Brutto. Wie bereits in Kapitel 2 beschrieben, kann dieses Brutto nicht für die Dienstplanerstellung, also die Personalbesetzung, verwendet werden (siehe auch Abbildung 2.5).

Das Diagramm (Abb. 4.1.2) fasst zusammen, was unter dem Kapitel 2 und 3 abgezogen wurde. Also die 48,7 % welche für das Brutto zu Netto der Mitarbeiter verbraucht wurde, Stellenanteile die nicht im Dienstplan verwendet werden können, sowie den Nachtdienst und die Sondertätigkeiten. Am Ende bleibt ein 51,3 % großes Kuchenstück, welches für die Pflege am Bett zur Verfügung steht. Diesen Prozentsatz müssen sich die Wohnbereiche je nach zu versorgenden Bewohnern und deren dazugehörigen Pflegeschlüssel aufteilen. Dieser Anteil ist der Nettoanteil des Stellenschlüssels. Die abgezogenen Teilbereiche sind jedoch nicht alle für die Pflege bzw. den zu schreibenden Dienstplan verloren. Im oben gezeigten Beispiel würden demnach dem Wohnbereich 10,15 Stellen Brutto zustehen. Auch hier müssen aber die 48,7 % zum Abzug kommen, um die tatsächliche Pflegezeit dieser Station zu erhalten.

Die Stellen des Dienstplans setzten sich jedoch nicht aus dem Brutto alleine zusammen. Hinzu kommt der eingestreute Nachtdienstanteil, die unter Punkt 2 herausgerechneten eingestreuten Nachtdienstanteile sowie die sonstigen Stunden und die Differenz von Brutto zu Netto des einzelnen Mitarbeiters. Dem großen Kuchen von 10,15 Stellen werden also zunächst 1,4 Stellen für den anteiligen und abzuleistenden eingestreuten Nachtdienst hinzugerechnet. Es entstünde ein Bruttostellenanteil von 11,55 Stellen zur Dienstplangestaltung dieses Wohnbereiches. Da jedoch Stabsstellen wie die PDL nicht in der Pflege tätig sind, werden diese wieder anteilig mit 2,75 Stellen abgezogen.

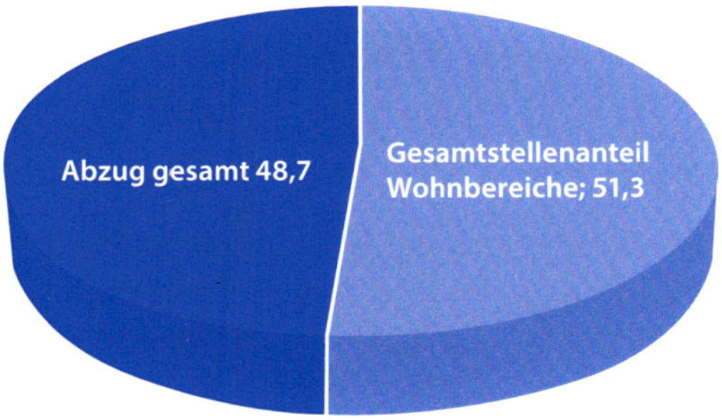

Aufteilung eines Stellenplans einer Einrichtung

Abb. 4.1.2 Brutto der Pflegestellen eines Wohnbereichs

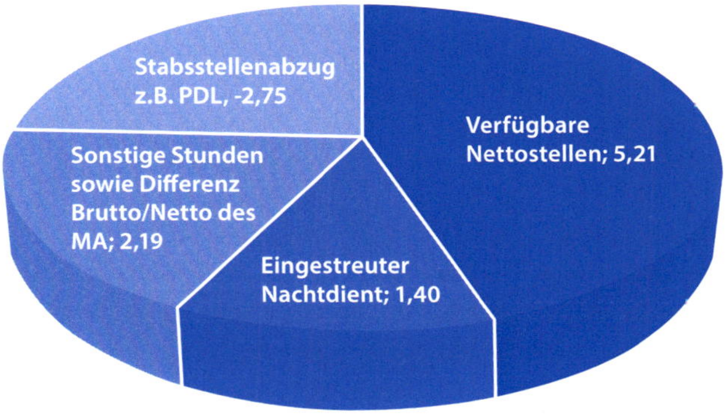

Aufteilung eines Stellenplans einer Einrichtung

Abb. 4.1.3 Dienstplanstellen des Wohnbereichs

4.2 // Tatsächliche Pflegezeit

Diese Bruttopflegestellen der einzelnen Wohnbereiche müssen nun auf ein Netto an täglicher Arbeitszeit herunter gebrochen werden. Jeder Wohnbereich bzw. dessen Team sollte genau wissen, wie viel Nettopflegezeit, auf Basis der im Wohnbereich versorgten Bewohner, zur Verfügung steht, um die Dienstzeiten bedarfsorientiert festzulegen. Genau wie unter Kapitel 2 für das Gesamtunternehmen, kann nicht die gesamte Zeit am Wohnbereich verplant werden. Es müssen auch hier Stabsstellen, Urlaubsansprüche und sonstige Tätigkeiten abgezogen werden, um im Anschluss die reale Pflegezeit zu erhalten. Der vorher errechnete prozentuale Abzug des Gesamtunternehmens ermöglicht es jetzt, eine schnelle Rechnung am Wohnbereich aufzustellen. Durch die Verwendung der Prozentrechnung werden alle Wohnbereiche gleichgestellt, egal welche Größe die Grundlage bildet.

a	Bruttostellen		10,15	Stellen
b	Abzug aus dem Personalkonzept (siehe Kapitel 2)	48.7 %	4,94	Stellen
c	Nettostellen (verfügbare Stellen zur Pflege am Bett)		5,21	Stellen
d	verfügbare Nettoarbeitsstunden im Jahr	(Stellen * Wochenarbeitszeit * Jahreswochen)	10565,88	Stunden / Jahr
e	verfügbare Nettoarbeitsstunden am Tag	(Stunden / Jahr / 365 Tage)	28,94	Stunden / Tag
f	verfügbare Nettoarbeitsstunden pro Woche	(Stunden / Jahr / 52 Wochen)	203,19	Stunden / Woche

Abb. 4.2 Tatsächliche Pflegezeit

Bruttostellen

Unter **a** stehen die vorher errechneten Bruttostellen des Beispiel Wohnbereichs. (Unter 4.1 errechnet)

Bruttoabzug

Unter **b** wird der Stellenanteil abgezogen, der unter Kapitel 2 prozentual errechnet wurde. Der Urlaub der Mitarbeiter, die Pflegedienstleitung oder die Abwesenheit bei Besprechungen nur als Beispiel genannt, sind Zeiten, die nicht in der direkten Pflege, also nicht beim Kunden, landen und müssen hier ihren Abzug finden.

Nettostellen

Unter **c** wird ersichtlich, was am Ende noch an verplanbaren Pflegestellen übrigbleibt. Abzüge zwischen 40 % und 50 % sind durchaus normal.

Nettostunden Jahr

Unter **d** werden Stellen zu Stunden, welche von diesem Wohnbereich in einem Jahr verplant werden dürfen. Werden mehr verwendet, so entstehen Überstunden und führen zu Mehrkosten und somit zur Unwirtschaftlichkeit. Werden weniger veranschlagt, so kommt es zur Mitarbeiterüberforderung bzw. zur Unterversorgung der Kunden und somit zur Bewohnerunzufriedenheit und zum Qualitätsverlust.

Nettostunden Tag

Unter **e** werden die Jahresstunden auf den einzelnen Pflegetag heruntergebrochen. Das Team hat somit einen Anhaltspunkt, wie viel Arbeitszeit täglich verplant werden darf, also aufgrund der Pflegegrade im Wohnbereich verwendet werden kann. Der Wunsch nach mehr Mitarbeitern und das reale tägliche Netto an Händen sind nicht immer kompatibel. Eine gute Verplanung dieser Zeiten ermöglicht jedoch am Ende einen kontinuierlichen Pflegeablauf der weitestgehend störungsfrei eine qualitativ hochwertige Pflege ermöglicht, ohne den einzelnen Mitarbeiter an den Rand der Belastbarkeit zu bringen.

Nettostunden Woche

Unter **f** werden die Jahresstunden auf eine Woche, also 7 Tage, umgerechnet. Dies kann nötig sein, wenn man nicht täglich die gleiche Arbeitszeit benötigt. Arztvisiten, Fußpflegetage, Frisörtag usw. können es nötig machen, an bestimmten Tagen mehr Zeit zur Verfügung zu haben als an anderen. In der Regel sollten planbare Pflegeunterbrechungen auf alle Tage der Woche gleichmäßig verteilt werden. Zum einen ist es für die Teams erleichternd, wenn sich nicht täglich die Besetzung ändert bzw. bei Verschiebungen durch Feiertage die Abläufe umgestellt werden müssen. Zum anderen sind die Kunden täglich dieselben und benötigen Sonntag wie Montag die gleiche Pflegezeit und Zuwendung. Auch als Mitarbeiter kann man täglich nur ein bestimmtes Pensum an Arbeit leisten. Gewohnheiten der Bewohner können nur durch eine kontinuierliche Pflege gewährleistet werden und vermeiden unnötige Beschwerden durch Kunden oder deren Angehörige und Betreuer (z.B. Kunde möchte am Sonntag auch um 7.30 Uhr sein Frühstück wie unter der Woche).

4.3 // Bruttostellen der Station

An dieser Stelle kommt es wohl zum kompliziertesten Teil im Verstehen des „verlässlichen Dienstplans". Um diesen zu begreifen, muss das Kapitel 2 gut verstanden sein. Was dort für das Unternehmen berechnet wurde, findet sich nun in den einzelnen Wohnbereichen wieder. Der errechnete Gesamtstellenschlüssel für den einzelnen Wohnbereich darf nicht an Mitarbeitern eins zu eins übergeben werden. Nicht alle Stellen dürfen am Dienstplan der Station landen. Blicken wir nochmals zurück: Es wurde das Mitarbeiter-Netto herausgerechnet, vom Stellenplan wurden die Stabsstellen abgezogen und bettferne Stunden berechnet. Das Mitarbeiter-Brutto, also inklusiv Urlaub, Ausfallszeiten usw., benötigt der Wohnbereich zur Dienstplangestaltung und darf von dessen Bruttostellen nicht abgezogen werden. Ebenso die bettfernen Stunden, wie Fortbildungen und Teambesprechungen, müssen der Gesamtarbeitszeit der Station angerechnet werden. Was jedoch nicht im Dienstplan erscheint, und auch mit Nettopflegestunden nicht geschultert werden muss, sind Dauernachtdienste, PDL-Stelle und andere Stabsstellen, die im Unternehmen aus dem Pflegeschlüssel genährt werden. In der Realität werden also nur diese Stellenanteile prozentual dem Wohnbereich abgezogen. Die restlichen Stellen bleiben für die Personalbesetzung bzw. Kundenversorgung bestehen. Dieser Anteil wird als Stationsbrutto bezeichnet und hat nichts mit den unter 4.2 beschriebenen Nettostunden zu tun. Dort wurden nämlich Urlaub, Krankquote und Feiertage sowie die bettfernen Stunden auch herausgerechnet, um die tatsächliche Pflegezeit zu erhalten (siehe auch Abb.2.5 und 4.2).

a Bruttostellen laut Pflegeschlüssel des Wohnbereiches	10,15	Stellen
b Abzug von Stabsstellen wie PDL , QM usw.	2,75	Stellen
c *Hinzurechnung der abzuleistenden Nachtstunden in Form von Stellen (nur bei eingestreutem ND)*	*1,40*	*Stellen*
d verfügbare Dienstplanstellen	8,80	Stellen

Abb. 4.3 Bruttostellen des Wohnbereichs

a – Stationsbezogene Bruttostellen

Hier erscheint der errechnete Stellenanteil Brutto für den einzelnen Wohnbereich ungekürzt.

b – Abzug der Stabsstellen

Abgezogen werden hier die prozentualen Stabsstellen, wie sie unter Kapitel 2.2 aufgezeigt wurden.

c – Zurechnung des Nachtdienstes in Mischkalkulation

An dieser Stelle könnten die unter Kapitel 2.2 abgezogenen Nachtdienste wieder zugeführt werden. Dies wird jedoch nur notwendig, wenn es sich um eine Mischkalkulation von eingestreutem Nachtdienst und Dauernachtdienst handelt oder keine prozentuale gleichmäßige Abdeckung der Nachtstunden durch die Wohnbereiche stattfindet (siehe Kapitel 3.3).

d – Verfügbare Dienstplanstellen

Das Ergebnis dieser Berechnung sind die verfügbaren Dienstplanstellen, die tatsächlich zum Verplanen am Dienstplan zur Verfügung stehen. Aus ihnen wird der Pflegealltag bestritten, Urlaub gewährt und Fortbildungen, Weiterbildungen, Besprechungen, Leitungstage usw. abgedeckt. Je detaillierter die Berechnung im Vorfeld aufgestellt wurde, desto ruhiger und ausgewogener wird der Arbeitsalltag.

5 // Dienstzeitengestaltung

In fast jedem Unternehmen hat es schon Diskussionen über die Dienstzeiten gegeben. Leider ist hier häufig das Eigeninteresse des einzelnen Mitarbeiters im Mittelpunkt. Dabei wäre der Arbeitsalltag für Bewohner und Mitarbeiter sehr viel leichter zu bewältigen, wenn die Arbeitszeiten auf die Betriebsabläufe und das Kundenklientel abgestimmt wären. Durch gut durchdachte und angepasste Zeiten können viele Hindernisse bereits im Vorfeld aus der Welt geschaffen werden. Sie können ein stressfreies Arbeiten ermöglichen und eine kontinuierlich qualitativ hochwertige Pflege sicherstellen, ebenso einen verlässlichen Dienstplan. Was ja im eigentlichen Sinn das Ziel jedes Mitarbeiters darstellt. Die Gestaltung der Dienstzeiten kann nicht im stillen Kämmerlein der Heimleitung oder der Pflegedienstleitung stattfinden. Ebenfalls können keine standardisierten Zeiten für mehrere Einrichtungen übergestülpt werden. Je individueller und akribischer jede einzelne Arbeitszeit vor Ort, also am Wohnbereich, geplant wurde, desto höher werden im Nachgang die Mitarbeiterzufriedenheit, die Bewohnerzufriedenheit und der wirtschaftliche Dienstplanerfolg sein.

5.1 // Arbeitsanfallanalyse

Am Anfang steht die Arbeitsanfallanalyse. Diese sollte von jedem Wohnbereich separat erstellt werden, da trotz gleicher Struktur trotzdem unterschiedliche Abläufe vorhanden sind. Das Bewohnerklientel ist nicht identisch, aber auch die Größe der Wohnbereiche kann verschieden sein. In der Praxis sollten an diesem Punkt alle Mitarbeiter eines Stationsteams für sich selbst festlegen, wo jeder die Arbeitsspitzen des Tages sieht, unabhängig von eigenen Vorlieben oder Bedürfnissen. Am besten gelingt dies, wenn ein Balkendiagramm auf Folie von jedem Einzelnen eingetragen und anschließend übereinandergelegt wird. Das so entstandene Konstrukt zeigt, dass nicht jede Tageszeit die gleiche Anzahl an Händen benötigt, da nicht wie in Fabriken stets die gleiche Intensität an Arbeit vorhanden ist. In den meisten Fällen besteht morgens durch die Grundpflege und das Frühstück die erste Belastungsspitze, die zweite folgt zur Mittagszeit und am Abend mit dem Abendessen und der Abendpflege kommt es wiederum zum Anstieg der Arbeit. Wie lange die jeweiligen Intervalle andauern, liegt selbstverständlich an der Wohnbereichsgröße, den Essenszeiten, dem Bewohnerklientel und nicht zuletzt an den Mitarbeitern, die zur Bewältigung der Aufgabe zur Verfügung stehen.

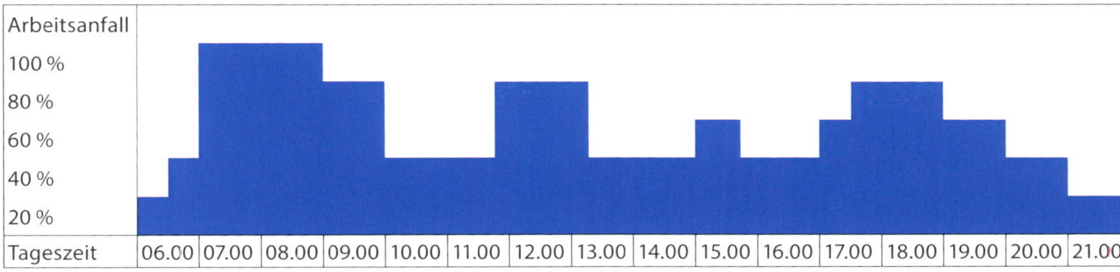

Abb. 5.1 Arbeitsfallanalyse

Die Arbeitsanfallanalyse zeigt über den Tag verteilt auf, mit entsprechenden Balken gekennzeichnet, wann die Arbeitsspitzen vorzufinden sind.

Tagesstrukturierung

Das Wohnbereichsteam sollte sich, auf Basis dieser Arbeitsanfallanalyse, darüber Gedanken machen, wann gewisse Tätigkeiten abgeschlossen sein sollten und wie viele Mitarbeiter dafür realistisch gesehen nötig wären. Es entsteht ein Konstrukt, welches eine Grundlage für die spätere Dienstzeitenfindung darstellt. An dieser Stelle kann auch über eventuell nötige Umstrukturierungsmaßnahmen von anfallenden Tätigkeiten oder der Tagesstruktur nachgedacht werden. Kommen z.B. der Frisör und die Fußpflege am gleichen Tag und womöglich auch noch zur gleichen Zeit ins Haus, entwickelt sich hier stets ein Störfeuer, für welches zu wenig Mitarbeiter zur Verfügung stehen. Verteilt man die Besuche auf zwei verschiedene Tage und fügt die Besuchszeit in belastungsarme Zeiten ein, lässt sich der Alltag entzerren. Es spart auf beiden Seiten Nerven und der Bewohner wird ruhiger und gelassener versorgt. Auch könnten Personalratssitzungen, Fortbildungsstunden oder Teambesprechungen auf Nebenzeiten gelegt werden, um die effektive Pflegezeit nicht zu mindern. Beispiele, die den Arbeitsalltag behindern, gibt es sicherlich viele. In einem gemeinsamen Workshop-Tag mit den Wohnbereichsleitungen, dem sozialen Dienst, der PDL und der Heimleitung sowie der Küchen- und Hauswirtschaftsleitung lassen sich im Brainstorming effektiv Tätigkeiten herausfiltern, welche nicht zwingend zu den Stoßzeiten stattfinden müssen, aber den täglichen Ablauf erheblich erleichterten, würden sie zu einer anderen Tageszeit, an einem anderen Wochentag oder gar durch die Vernetzung mit einem anderen Bereich dort leichter erbracht werden. So kann es durchaus Sinn machen, dass die Hauswirtschaft abends die Vor- und Nachbereitung der Mahlzeit vornimmt und die Pflege dadurch die abendliche Spitze ausgleicht, während die Pflege morgens selbst das komplette Frühstück mit Vor- und Nachsorge übernimmt, da hier sowieso viele Hände zwecks der morgendlichen Grundpflege vorhanden sein könnten. Betreuungskräfte, die den nachmittäglichen Kaffeeklatsch unterhaltsam gestalten, halten nicht selten den Pflegekräften den Rücken für das Tablettenstellen oder Arztvisiten frei. Eine lustige Runde lenkt Bewohner von ihren Gebrechen ab und lässt sie die Rufglocke dabei vergessen. Bei allen Tätigkeiten sollte nie von Schnittstellen die Rede sein, sondern immer von einem Miteinander zum Wohle der Senioren. Ein Glas, das die Pflegekraft am Weg zur Teeküche mit abräumt, erspart der Hauswirtschaft den Weg in das

Bewohnerzimmer. Füllt die Hauswirtschaftskraft oder Betreuungskraft einen leeren Becher nach, nimmt der Bewohner ausreichend Flüssigkeit zu sich, ohne nach der Schwester zu klingeln oder warten zu müssen, bis diese Zeit findet. Gerade durch eine gemeinsame Arbeitsanalyse stellen die Kollegen untereinander schnell fest, dass jeder Bereich benötigt wird, um eine ganzheitliche Versorgung der anvertrauten Menschen zu gewährleisten. Dienstzeiten, die auf einer Basis des Hand-in-Hand-Arbeitens aufgebaut werden, sind wirtschaftlicher, weniger zeitintensiv sowie mitarbeiter- und bewohnerfreundlich. Sie gewährleisten einen stressfreien Ablauf, so dass auch nach der Arbeit noch eine Freizeitgestaltung möglich ist.

Viele Hände, wenig Köpfe

Im Arbeitsablauf, so dürfte jede Pflegekraft zustimmen, sollte es eine Kontinuität geben, die eine pflegerische Versorgung der Bewohner entspannt ermöglicht. Es ist immer von Vorteil, mit wenigen Mitarbeitern viele Tätigkeiten erledigen zu können. Um jedoch den Einzelnen nicht zu überfordern und an seine Belastungsgrenze zu bringen, bedarf es Änderungen im Arbeitsablauf bestimmter Kräfte. Geteilte Dienste sind bei allen Pflegekräften verpönt und familien- und mitarbeiterunfreundliche Zeiten, die sowohl körperlich als auch psychisch belastend sind. Sieht man diese Dienstzeit realistisch, ist der Mitarbeiter den ganzen Tag am Arbeitsplatz mit einer längeren Mittagspause. Im Grunde deckt er die gesamten Stoßzeiten ab und muss während der Arbeitszeit stets auf Hochtouren laufen. Um die Stoßzeiten trotzdem mit genügend Händen zu besetzen, macht es Sinn, Zeiten so zu verschieben, dass vielleicht eine Kraft zwei Wohnbereiche unterstützen kann. Bei dieser Art der Aufteilung können mehrere Berufsgruppen beteiligt sein, um den Arbeitsanfall besser zu bewerkstelligen. Nachfolgende Beispiele aus den verschiedenen Bereichen zeigen, dass durchaus ohne geteilte Dienste trotzdem ein hohes Maß an Qualität ohne Stundenmehrung erzieht werden kann.

Beispiel aus der Pflege:

Zwei Wohnbereiche haben morgens je 18 Bewohner in verschiedenen Pflegegraden zu versorgen. Für jeweils zwei Mitarbeiter ist das zu viel Arbeit und es würde zur Unterversorgung der Senioren kommen. Wollte man jedoch drei Pflegekräfte auf den Stationen einsetzen, würde dies die Nettoarbeitszeit beider überschreiten. Einzeln gesehen eine unlösbare Situation. Betrachtet man jedoch das Ganze, würde eine Teilung einer Kraft beiden Wohnbereichen Vorteile bringen. Zwei Stunden Hilfe für jeden Bereich am Morgen bringt allen Entlastung und die tägliche Soll-/Ist-Arbeitszeit bleibt erhalten. Um solche Konstrukte zu verwirklichen, bedarf es des Verständnisses beider Teams, dass eine gemeinsame Lösung, auch wenn diese heißt, auf einem anderen Wohnbereich mitzuhelfen, am Ende eine Gewinnsituation für beide Wohnbereiche sowie dessen Bewohner darstellt.

Beispiel aus der Betreuung

Auf zwei Wohnbereichen soll zum nachmittäglichen Kaffeeklatsch eine Betreuung stattfinden. Der Stellenschlüssel lässt aber nur eine Kraft zu. Tägliche oder wöchentliche Wechsel bringen auf den Wohnbereichen Unruhe und stören den Ablauf, da jeder jeden Tag umdenken muss. Würde die Betreuungsassistentin jedoch immer nur auf einer Station bleiben, so käme es unter Umständen zur Unzufriedenheit der anderen Bewohner und Pflegekräfte. Eine zeitliche Verschiebung der Kaffeezeiten um 30 – 45 Minuten auf den Wohnbereichen würde es möglich machen, dass eine Mitarbeiterin auf zwei Kaffeetafeln unterstützend tätig ist. Die Senioren bekämen etwas Abwechslung und Unterhaltung, während die Pflegekräfte entlastet sind, da sie nicht selbst bei der Kaffeetafel betreuen müssen. Kreativität in der Ablaufplanung und die Bereitschaft zum Stationswechsel zahlt sich hier für beide Teams aus und auch die Bewohner profitieren davon.

Beispiel aus der Hauswirtschaft

Auf zwei Wohnbereichen muss abends das Abendessen ausgeteilt und anschließend abgeräumt und abgespült werden. Es gibt auch hier Möglichkeiten, die Tätigkeiten von einer Kraft durchführen zu lassen und dennoch vernünftige Arbeitszeiten zu gestalten. Zum einen könnte hier ebenfalls wie beim Kaffeeklatsch die Essenszeit verschoben werden. Vielleicht parallel zur versetzten Kaffeezeit, um die Zwischenzeiten nicht zu kürzen. Eine andere Möglichkeit könnte sein, dass auf einem Wohnbereich ausgeteilt wird und dies auf dem anderen Wohnbereich durch die Pflege übernommen wird. Das Einsammeln und Abräumen muss nicht unmittelbar erfolgen und kann von einer Kraft auf zwei Stationen nacheinander erledigt werden.

In allen Beispielen wird deutlich, dass die Pflegekräfte bei der Dienstzeitenfindung, aber auch bei den Abläufen, miteinander kommunizieren müssen, um gemeinsam eine gute Lösung zum Wohle der Bewohner und zum Eigenwohl durch entspannter ablaufende Dienste zu finden. Ein gemeinsames Vorgehen mehrerer Teams bringt aber auch mehr Verständnis untereinander und fördert die Kommunikation im Haus.

5.2 // 5-Tage-Woche

Viele Mitarbeiter nehmen den Dienstplan wie er kommt. Es kommt zu Unmutsbekundungen über zu wenig Frei-Tage. Das kommt daher, dass häufig noch in einer 6-Tage-Woche oder 5,5-Tage-Woche gearbeitet wird. Dies vermehrt die Anwesenheit jedes Einzelnen und mindert somit die Freizeit. Wird noch ein Kollege krank, so kommt das Gefühl auf, nur noch bei der Arbeit zu sein. Hier in diesem Buch wurde von vornherein die 5-Tage-Woche zugrunde gelegt. Diese sollte kein Unternehmen zur Diskussion stellen. 30 Minuten täglich mehr in der Einrichtung fallen keinem Mitarbeiter an fehlender Freizeit auf. Ein freier Tag in der Woche mehr hingegen ist ein Gewinn für jede Pflegekraft und deren Gesundheit, aber auch für deren Familie und Freundeskreis. Die von Anfang an, mit Berechnung der Nettoarbeitszeit eines Mitarbeiters, verwendete Tage-Woche gibt die tägliche Arbeitszeit der Mitarbeiter an. Gehen wir also davon aus, dass der Vollzeitmitarbeiter 39,0 Wochenstunden arbeitet, ist seine tägliche Arbeitszeit 7,8 Stunden. Anders ist der Teilzeitmitarbeiter zu bewerten. Hier richtet sich die tägliche Arbeitszeit am Stundenumfang der Teilzeit. Ein Mitarbeiter mit 25,0 Wochenstunden würde also täglich 5,0 Stunden ableisten, bei 20,0 Wochenstunden wären es noch täglich 4,0 Stunden. Für all diese Mitarbeiter würde also eine 5-Tage-Woche bedeuten, dass sie fünf Mal aufstehen müssen, fünf Mal zur Arbeit fahren/gehen müssen, sich fünf Mal umziehen müssen und auch wieder fünf Mal nach Hause fahren/gehen müssen. Wie oft müsste jedoch der gleiche Teilzeitmitarbeiter mit 25,0 Wochenstunden diese Dinge tun, wenn er an zwei Tagen 6,0 Stunden arbeiten würde und an weiteren zwei Tagen 4,0 Stunden und an einem Tag 5,0 Stunden? Er müsste ebenfalls fünf Mal aufstehen, fünf Mal zur Arbeit fahren/gehen, sich fünf Mal umziehen und fünf Mal nach Hause fahren. Es würde sich also nichts an der 5-Tage-Woche ändern. Wichtig ist bei einer derartigen Berechnung lediglich, dass der Mitarbeiter über den Monat verteilt auf jeden Fall seine 5-Tage-Woche eingehalten hat und mit dieser keine Mehrarbeitsstunden produziert bzw. in eine 6-Tage-Woche verfällt durch zu viele kurze Dienste. Als Mitarbeiter hätte man mit diesem Verfahren keinerlei Nachteile, was die Tage-Woche betrifft. Der Wohnbereich hätte jedoch den Vorteil, verschiedene Dienstarten mit der gleichen Wochenarbeitszeit eines Mitarbeiters abzudecken. Gerade bei der Umstellung auf ein neues Dienstplankonzept, also auf einen verlässlichen kontinuierlichen Dienstplan, ist dies sehr nützlich, da nicht jedes Unternehmen genau die Mitarbeiter mit dem benötigten Stellenanteil besitzt, der nötig wäre, um den neu geplanten Dienstablauf mit täglich vorgegebenen Stunden und Dienstzeiten zu besetzen. Individuelle Wünsche der Stundenanteile können so auch gewährt werden, zur Zufriedenheit aller. Auch bei Vollzeitmitarbeitern funktioniert diese Art der Stundenberechnung. Zwei 10,0 Stundendienste, wie sie im Nachdienst nicht unüblich sind, gleichen zwei 5,6 Stundendienste der Sollarbeitszeit aus, ohne die 5-Tage-Woche zu übergehen (Beispiel bei Vollzeit 39,0 Wochenstunden entspricht 10 Std. ND und 10 Std. ND + 5,6 Std. Tagedienst und 5,6 Std. Tagdienst + 7,8 Std. Tagdienst = fünf Tage Arbeit zum Stundenkonto Ausgleich = 5 Tage Woche).

5.3 // Minutenwert in Stellen

Arbeitskräfte, ob nun die der Pflege oder Hauswirtschaft, sind in den Wohnbereichen nie genug vorhanden. Gerade zu Stoßzeiten kommt es deshalb häufig zu Stressspitzen. Pausen, die nicht genommen werden können, sind keine Seltenheit. Bei der Erstellung der Dienstzeiten ist es deshalb äußerst wichtig, an Stellen zu sparen, an denen es wenig auffällt und Hände dahin zu verteilen, wo sie nötig sind, die Arbeit gut und qualitativ hochwertig erledigen zu können. Selbst mit der besten Berechnung, wird jedoch kein voller Topf entstehen, aus dem unendlich geschöpft werden kann. Die errechneten Nettostunden pro Wohnbereich sind in der Regel nur dann ausreichend, wenn sie gemäß der Arbeitsanfallsanalyse verteilt werden und sparsam mit den einzelnen Minuten umgegangen wird. Sechs Minuten weniger Arbeitszeit eines Mitarbeiters fallen weder dem Betreffenden noch dem Bewohner auf, dass diese nicht vorhanden sind. Auch werden sechs Minuten nicht zum Gelingen oder Scheitern der Qualität ausschlaggebend sein. Sechs Minuten Dienstzeit täglich stellen jedoch 0,02 Bruttostellen im Stellenschlüssel dar. Bei drei Schichten mit je sechs Minuten weniger würde dies 0,06 Bruttostellen bedeuten und dies eventuell mit fünf Wohnbereichen multipliziert, 0,30 Bruttostellen, also ungefähr einer 450 Eurokraft entsprechen. Dies könnte eine arbeitssuchende Mutter abdecken, die täglich von Montag bis Freitag von 07.30 Uhr – 9.30 Uhr in einem Wohnbereich für das Frühstück zuständig ist, während ihre Kinder in der Kita oder in der Schule sind, oder abends, wenn ihr Mann zu Hause ist, von 17.00 Uhr – 19.00 Uhr, um die Abendspitze zu entschärfen. Eine alleinerziehende Mutter könnte sich an den Wochenenden, an dem die Kinder beim anderen Elternteil verweilen, etwas dazuverdienen und die Festmitarbeiter des Wohnbereichs hätten mehr Wochenenden frei und stünden unter der Woche vermehrt zur Verfügung. Beispiele für den Einsatz von geringfügig Beschäftigten gibt es sicherlich unzählige. Bereits in diesem kleinen Zahlenspiel wird deutlich, was aus sechs Minuten so alles werden kann. Bei der Findung der Dienstzeiten sollten genau diese Feinheiten berücksichtigt werden, um am Ende die tägliche Nettoarbeitszeit bzw. die wöchentliche Nettoarbeitszeit eines Wohnbereichs nicht zu überschreiten. Gerade als Mitarbeiter eines Wohnbereichs weiß man genau, wer und was zu welchem Zeitpunkt benötigt wird und wo eben nicht. Beispiele zur Reduzierung der täglichen Arbeitszeit ohne Qualitätsverlust und ohne Arbeitsspitzen zu produzieren bzw. diese zu entzerren, gibt es viele.

Sparbeispiele an einem 100 Bettenhaus

Nachtdienst zum Frühdienst

In einem 100 Bettenhaus sollten in der Nacht mindestens drei Pflegekräfte anwesend sein. Da die Fachkräfte teurer als Hilfskräfte sind, sind wirtschaftlich und auch rechtlich gesehen nur eine Fachkraft und zwei Hilfskräfte zur Nachtabdeckung notwendig. Die Pflegefachkraft muss über alle Belange der Bewohner Bescheid wissen, um ihren Aufgaben nachzukommen. Morgens findet eine Übergabe von Fachkraft zu Fachkraft statt, was rechtlich verlangt wird und für die Qualität des Hauses zwingend nötig ist. Die beiden Hilfskräfte sind also ab 06.00 Uhr nicht mehr nötig (sind gesetzlich nicht befugt qualifizierte Übergaben zu machen) und können vorzeitig nach Hause gehen. Bei zwei Pflegekräften, die 30 Minuten früher heimgehen, werden 60 Minuten pro Tag gespart. Dies würde einen Stellenanteil von 0,18 Bruttostellen bedeuten, der dadurch mehr im Tagdienst vorhanden ist.

Frühdienst Fachkraft

Rechtlich gesehen ist es nötig, in jeder Schicht eine Fachkraft vorzuhalten. Um diese nicht zu überfordern, empfiehlt es sich, dies pro Wohnbereich von mehr als 20 Betten zu tun. Bei angenommenen drei Wohnbereichen eines 100 Bettenhauses benötigen drei Fachkräfte eine Übergabe durch die Fachkraft des Nachtdienstes. Die Schichtleitung des Nachtdienstes kann diese jedoch nicht gleichzeitig durchführen. Versetzt man die Anfangszeiten der Frühdienstfachkraft um je 10 Minuten, erhält jede Kraft die Übergabe zeitversetzt und braucht nicht zu warten, bis sie dran ist. Durch das Durchstufen der Beginnzeit werden weitere 30 Minuten gespart. (Fachkraft 1 beginn 6.00 Uhr, Fachkraft 2 beginn 6.10 Uhr – 10 Minuten Ersparnis, Fachkraft 3 beginn 6.20 Uhr – 20 Minuten Ersparnis) 30 Minuten Ersparnis pro Tag entsprechen 0,09 Bruttostellen. Auch diese Abstufung stellt keinen Qualitätsverlust dar und hilft dem Tagdienst arbeitsintensive Zeiten zu entzerren.

Frühdienst Hilfskraft

Die Hilfskraft benötigt nicht alle Informationen einer Fachkraft. Behandlungspflege, Medikamente und deren Änderung sind für sie irrelevant. Ein kurzes Statement der Schichtleitung zu ihren Bezugspflegebewohnern genügt bei Dienstaufnahme. Alles Weitere ist in der Dokumentation hinterlegt und kann jederzeit nachgelesen werden. Um jedoch bei den Übergaben nicht gestört zu werden, kann es als sinnvoll erachtet werden, dass eine Hilfskraft bei Dienstbeginn so versetzt wird wie die Fachkräfte. Sie wäre dann in der Lage, Glockendienst während dieser Zeit zu übernehmen oder aber unruhige Bewohner bereits zu versorgen. Auch hier eine Ersparnis von 30 Minuten pro Tag gegenüber einer konventionellen Übergabezeit. Dieses Rädchen kann jedoch noch weitergedreht werden, indem die restlichen Hilfskräfte (bei ca. 33 Bewohnern ungefähr weitere drei Mitarbeiter) alle um 06.30 Uhr beginnen bzw. eine Kraft vielleicht sogar als Mutterschicht um 07.00 Uhr oder später die Arbeit aufnimmt. Bei drei Pflegekräften wären dies pro Wohnbereich 90 bis 120 Minuten, mal drei Wohnbereichen ergibt dieses einen ersparten Bruttostellenanteil von 0,79 Stellen. Auch in diesem Beispiel wurde die Qualität nicht verschlechtert, sondern sogar erhöht. Eine ungestörte Übergabe vermeidet Fehler, während die versetzten Zeiten der Helfer zu mehr Händen im Tagdienst und der Stoßzeiten führt.

Spätdienst zum Nachtdienst

Auch hier wird zur Übergabe nur die Fachkraft benötigt und die Nachtschwester kann nur je einen Bereich nacheinander übernehmen. Versetzte Endzeiten bedeuten, dass die Wohnbereiche unterschiedlich die Arbeit beenden. So würde im Wohnbereich 1 die Fachkraft etwa um 20.40 Uhr das Haus verlassen, die Fachkraft des Wohnbereichs 2 um 20.50 Uhr und im Wohnbereich 3 um 21.00 Uhr. Dieses Vorgehen bringt wiederum 0,18 Bruttostellen, die nicht an Pflegezeit verloren gehen.

Spätdienst Hilfskräfte

In den einzelnen Wohnbereichen wäre es möglich, dass alle Hilfskräfte ebenfalls wieder versetzt nach Hause gehen. Dementsprechend könnten drei Kräfte bereits um 19.30 Uhr das Haus verlassen und weitere drei Hilfskräfte um 20.30 Uhr. Würden alle Pflegekräfte um 21.00 Uhr nach Hause gehen, bedeutete dies einen Mehraufwand an 6,0 Stunden, also einem 1,05 Bruttostellenanteile.

Hilfskräfte des Nachtdienstes

Kommen beide Hilfskräfte um 20.50 Uhr, werden auch hier die Übergabezeiten von je 20 Minuten eingespart, was einem Stellenanteil von 0,12 entspricht. Es wurde diese krumme Zahl von 20.50 Uhr verwendet, da ab diesem Zeitpunkt keine Hilfskraft bzw. Fachkraft mehr für den Glockendienst anwesend ist und somit durch den verfrühten Beginn zumindest einer Hilfskraft Abhilfe geschaffen wird.

Summe der Ersparnisse

Nimmt man nun die Summe der gesamten Zeitersparnisse, so beläuft sich diese auf einen Zeitumfang auf 790 Minuten täglich oder aber auf 2,31 Bruttostellen. Diese Stellen sind zwar bereits im Haus vorhanden, können aber durch eine Umverteilung der Arbeitszeit Belastungsspitzen entzerren und Mitarbeiter in den Tagschichten entlasten. Es sind aber auch Minuten, die nicht an der Qualitätsschraube drehen, sondern vielmehr den Wohnbereichen mehr Spielräume bei der Bewältigung der täglichen Arbeit schaffen.

5.4 // Tages- oder Wochenverteilung der Minuten

Aus dem vorangegangenen Kapitel ist bekannt, wie viel Pflegezeit dem einzelnen Wohnbereich zusteht. Diese tägliche Zeit kann auch in eine Wochenarbeitszeit umgewandelt werden. Nötig wird es dann, wenn nicht an jedem Tag die gleiche Besetzung gewünscht wird, also vielleicht am Wochenende mit reduzierter Besetzung gefahren werden soll, oder an einem Tag der Woche eine zusätzliche Arbeitskraft Dienst tun soll. Gründe können für ein derartiges Handeln unterschiedlich sein, wichtig bleibt am Ende nur, die wöchentlich zur Verfügung stehende Zeit nicht zu überschreiten, aber auch nicht zu unterschreiten. Im Fall der Unterschreitung werden Pflegekräfte überfordert und können keine qualitativ hochwertige Pflege mehr bringen. Im Fall der Überschreitung führte dies zu Überstunden, die an anderer Stelle wieder eingespart werden müssen. Eine ungleichmäßige Wochenverteilung sollte jedoch immer unter dem Aspekt der Qualität vorgenommen werden und mit den Teammitgliedern abgesprochen sein.

5.5 // Personalrat

Bevor in die direkte Dienstzeitendiskussion eingestiegen werden kann, ist es unabdingbar, den Personalrat miteinzubeziehen. Diese haben ein Mitwirkungs- und Mitbestimmungsrecht. Generell sollte der Betrieb bereits bei Beginn einer Umstrukturierung hin zum verlässlichen Dienstplan dafür sorgen, dass die Mitarbeitervertretung informiert ist und den gesamten Prozess begleitet. So kann sichergestellt werden, dass keine unvorhergesehenen Hürden auftreten. Ebenfalls als Vorteil ist zu sehen, dass dieses Gremium von Anfang an auch die Belange aller Mitarbeiter einfließen lässt und zu einem späteren Zeitpunkt auch die Abmachungen mitträgt bzw. Vorgehensweisen versteht und bei Fragen diese auch erklären kann. Betrachtet man die Instanzen der Mitarbeitervertretung und die Arbeitgeberseite, so haben diese letztendlich das gleiche Ziel. Beiden ist es ein Anliegen, möglichst keine Überstunden zu produzieren, die einzelnen Mitarbeiter nicht zu überfordern und den Pflegekräften einen sicheren und planbaren Dienstplan zu gestalten. Beider Seiten Ziel sollte es auch sein, das soziale Umfeld und private Belange mit einfließen zu lassen. Wird transparent und offen von den zwei Parteien an das Thema herangegangen, kommt man schneller und effektiver ans Ziel, zum Wohle aller.

5.6 // Qualifikation

Bei der Dienstzeitenfindung sollte auch die Ausbildung der einzelnen Mitarbeiter betrachtet werden. In Deutschland gibt es einheitlich die 50 % Fachkraftquote, es ist unabdingbar, zu jeder Tageszeit eine Fachkraft anwesend zu haben. Bei mehr als 30 – 35 Bewohner verliert diese jedoch den Überblick und es passieren unnötig Fehler zu Lasten der Kunden. Dienstzeiten für Fachkräfte und Hilfskräfte können sich durchaus deshalb unterscheiden. Sind die Zeiten so gelegt, dass Fachkräfte Hilfskrafttätigkeiten übernehmen müssen, kann es durchaus an anderer Stelle zum Fachkraftunterhang kommen. Für den Betrieb kann so ein Vorgehen alsbald zum finanziellen Desaster führen, schließlich werden Fachkräfte höher vergütet. Auch werden Fachkräfte in den nächsten Jahren mehr und mehr Mangelware auf dem Pflegemarkt. Werden diese nicht effektiv eingesetzt, fehlen sie an anderer Stelle oder müssen beides übernehmen. Es kommt zur Überlastung der wertvollen Mitarbeiter und am Ende vielleicht sogar zum gesamten Verlust. Eine klare Struktur und Abgrenzung der Tätigkeiten spart Zeit, Geld und steigert die Qualität am Bewohnerbett. Führen Hilfskräfte, seien sie noch so langjährig und gut, Fachkrafttätigkeiten aus, so kommt es zum Qualitätsverlust und einem rechtsleeren Raum. Hilfskräfte müssen laufend überprüft werden, ob sie die einzelnen Tätigkeiten einer Fachkraft trotzdem ausführen dürfen. Auch diese Kontrollen kosten Ressourcen, die dem Bewohner am Ende fehlen. Nicht selten sehen sich die ungelernten Pflegekräfte überfordert mit den Aufgaben der Fachkraft. Bereits im Vorfeld der Arbeitszeitgestaltung muss überlegt werden, wann und wie viele Fachkräfte im Haus vorhanden sein sollen. So kann es durchaus Sinn machen, in zwei kleinen Wohnbereichen oder in Wohngemeinschaften nur auf einer Station die Fachkraft von morgens bis abends vorzuhalten und auf der Parallelstation einen Tagdienst der Fachkraft zu planen. So sind zu den Stoßzeiten beide Bereiche mit der nötigen Fachkompetenz abgedeckt. Während der Nebenzeiten ist für den Notfall nur eine Fachkraft zuständig, wie im Nachtdienst auch. Ärzte, Angehörige, Bewohner und externe Dienstleister haben zur Hauptzeit stets einen kompetenten Ansprechpartner aus dem eigenen Wohnbereich, was die Qualität erheblich steigert.

5.7 // Dienstzeitfindung

Die Dienstzeitenfindung ist ein Prozess, in dem zum einen die zukünftig gewünschten Abläufe hineinspielen, aber auch der Händebedarf zu bestimmten Zeiten und Mitarbeiterbedürfnisse eine wichtige Rolle spielen sollten. Die Wohnbereichsleitungen, die Pflegedienstleitung und die Mitarbeitervertretung sollten gemeinsam auf Basis der unter 4.2 errechneten tatsächlichen täglichen Pflegezeit und der Arbeitsanfallsanalyse aller Teammitglieder der einzelnen Stationen individuelle Dienstzeiten erarbeiten. Zu beachten gibt es hier besonders, dass es zu jeder Zeit auch einen Gegenspieler gibt. Ein Vollzeitfrühdienst braucht auch einen Vollzeitspätdienst, eine tägliche Arbeitszeit von 4 Stunden braucht ebenfalls einen Früh- und Spätdienst. Wäre dies nicht so, könnten nicht alle Mitarbeiter, ohne Überstunden zu produzieren, Früh- und Spätdienste übernehmen. Sehr wichtig bei der Dienstzeitenfindung ist, dass die kleinste Diensteinheit, die vereinbart wird, kleiner als der kleinste Arbeitsvertrag ist. Stehen also im Vertrag 20 Wochenstunden in einer 5-Tage-Woche, würde dies täglich 4 Stunden Arbeitszeit für den Mitarbeiter bedeuten. Kommt dieser jedoch auf eine Teambesprechung, nimmt an einer Fortbildung teil oder übernimmt einmal einen 5-Stunden-Dienst, entstünden Mehrarbeitsstunden, die es zu vermeiden gilt. Die Dienstzeit der 20 Stundenkräfte sollte also 3,8 Stunden täglich nicht überschreiten und in beiden Schichten möglich sein. Bei 25 Wochenstunden und mehr dürfte dieses Problem nicht mehr auftauchen, da hier auf die 3,8 Stundendienste zurückgegriffen werden kann, falls Mehrarbeit nötig wird. Als Teilzeit-Mitarbeiter hätte man oft gern zwei volle Tage und mehr Frei-Tage. Dies würde aber bedeuten, dass zu Nebenzeiten zu viele Hände anwesend wären und zu den Stoßzeiten zu wenig. Schließlich würde jeweils morgens eine Kraft fehlen (Beispiel: Frau Koch hat 20 Wochenstunden, sie arbeitet an 5 Tagen die Woche, Frau Kern hat 20 Wochenstunden und arbeitet nur 2,5 Tage die Woche. An 2,5 Tagen wäre also ein Frühdienst weniger in der Schicht, während in der Mittagszeit von 13.00 – 15.00 Uhr viele Pflegekräfte anwesend wären – genau in der Ruhezeit der Bewohner).

5.7.1 // Beispiele für Dienstzeitenabdeckung am Minutenbeispiel auf einem Wohnbereich

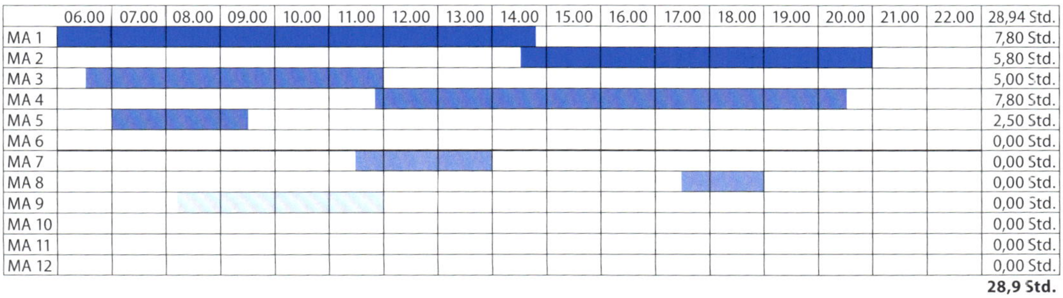

5.7.1 Wohnbereich 25 Bewohner (Legende: S.42)

Mitarbeiter

Ganz vorn stehen die Mitarbeiter. Der Wohnbereich benötigt immer genau so viele Pflegekräfte, wie für das abwechselnd einzuteilende Wochenende nötig sind. Werden also die errechneten 28,94 Stunden nur auf drei Frühdienste und zwei Spätdienste verteilt, so werden mindestens zehn Mitarbeiter gebraucht. Schließlich soll gewährleistet werden, dass keine Pflegekraft mehr als 26 Wochenenden, also im Schnitt jedes zweite, arbeitsfrei bekommt. Ob hier Vollzeit- oder Teilzeitkräfte eingesetzt werden, wurde ebenfalls im vorangegangenen Kapitel errechnet. Dieser Berechnung nach stünden dem Wohnbereich 8,8 Vollzeitstellen zur Verfügung, welche auf die Wochenarbeitszeit der Mitarbeiter umgerechnet werden müssen. Im Prinzip wären also acht Vollzeitstellen und eine 30h-Wochenkraft möglich. Dies würde aber auch bedeuten, dass nur neun Pflegekräfte vorhanden wären und im Gegenzug aber zehn zur Wochenendabdeckung gebraucht würden (fände die Arbeitsverteilung wie in der Abbildung aufgezeigt statt). Zudem findet in dieser Berechnung der, von diesem Wohnbereich abzuleistenden Nachtdienst, keine Berücksichtigung. Die Verteilung der Stellen gemäß des Stellenanteils der Station obliegt der Pflegedienstleitung. Am Ende müssen aber die Frei-Wochenenden, der Nachtdienst und die Schülerschultage abgedeckt werden können, ohne das Arbeiten an Wochenenden und Feiertagen zu mehren.

Legende zu Abb. 5.7.1:

MA 1 und 2 = Fachkräfte; MA 3, 4 und 5 = Hilfskräfte; MA 7 und 8 = Präsenz- /Hauswirtschaftskräfte; MA 9 = Betreuungskräfte

Anwesenheit

Die Uhrzeit gibt Aufschluss darüber, wann welche Mitarbeiter anwesend sind (Fachkräfte Mitarbeiter 1 und 2, Hilfskräfte 3, 4 und 5). Um zu wissen, wann die Hände gebraucht werden, wurde bereits am Anfang dieses Kapitels durch die Mitarbeiter eine Arbeitsanfallsanalyse erstellt. Im zweiten Schritt ist es wichtig, die Dienstzeiten gemäß dieser aufzubauen, immer unter Berücksichtigung der 28,94 Stunden. Entstehen Unterhänge im Bereich der Mahlzeiten, könnten auch Präsenzkräfte/Hauswirtschaftskräfte (Mitarbeiter 7 und 8) dafür herangezogen werden. Hauswirtschaftsleitung und PDL müssen gemeinsam an einem Konsens arbeiten, schließlich sollen Schnittstellen zu fließenden Übergängen werden.

Fachkraft

Der ersten beiden Mitarbeiterbalken zeigen an, wann am Tag eine Fachkraft auf diesem Wohnbereich zu finden ist. Bei einer Größe von 25 Bewohnern empfiehlt sich eine Anwesenheit von morgens mit der Übergabe bis abends nach der Nachtdienstübernahme. Jede Überlappung, die mehr als die Übergabezeit eingeplant ist, bedeutet wirtschaftlich gesehen ein Minusgeschäft. Fachkräfte sind teurer als Hilfskräfte, eine Überlappung muss nur zu Übergabezwecken gegeben sein. Die Schichtlängen würden bei einer Abdeckung von 6.00 Uhr – 21.00 Uhr 7,8 Stunden und 5,8 Stunden mit entsprechenden Pause-Zeiten bedeuten. Eine gute Dokumentation kann Übergabezeiten auf das Wesentliche beschränken und somit mehr Zeit für den Bewohner bedeuten.

Hilfskräfte

Die Mitarbeiterbalken 3 bis 5 zeigen die Anwesenheit von Hilfskräften auf. Hier können die Überlappungen nach Bedarf eingetragen werden, jedoch immer die Gesamtstundenzahl im Blick habend. Im Beispiel wurde mittags zur Essenseingabe, morgens zur Grundpflege und zum Frühstück vermehrt Personal bereitgestellt.

Hauswirtschaft

Die Mitarbeiterbalken 7 und 8 stehen für die Tätigkeiten der Präsenzkräfte oder Hauswirtschaftskräfte. Diese fließen nicht in die Stundenberechnung mit ein. Jedoch ist es sinnvoll, bei der Umstellung auch diese Mitarbeiterbranche im Haus einzuplanen. Mit dem Abdecken der Dienstzeiten nach täglichen Minutenwerten sieht man genau, wo Lücken bzw. Unterhänge vorzufinden sind, die mit anderen Berufsgruppen ausgeglichen werden können. Auch deren Dienstzeiten können dann dahingegen abgestimmt werden.

Betreuung

Der Balken der Mitarbeiter 9 symbolisiert die Betreuungskräfte. Auch diese Mitarbeiter sind nicht im Stundenanteil verankert. Die Mitarbeiter können so eingesetzt werden, dass Stoßzeiten entlastet werden. Sitzt z.B. eine Betreuungsassistentin am Frühstückstisch, so ist die Beaufsichtigung und Versorgung dieser Bewohner bereits gegeben. Die Pflegekräfte sind entlastet und können anderen Tätigkeiten nachkommen. Deren Dienstzeit muss bei der Tagesabdeckung unbedingt mit einfließen und auf die Bedürfnisse der Bewohner und der Pflegekollegen abgestimmt werden.

5.7.2 // Beispiele für Dienstzeitenabdeckung am Minutenbeispiel übergreifend auf zwei Wohnbereiche

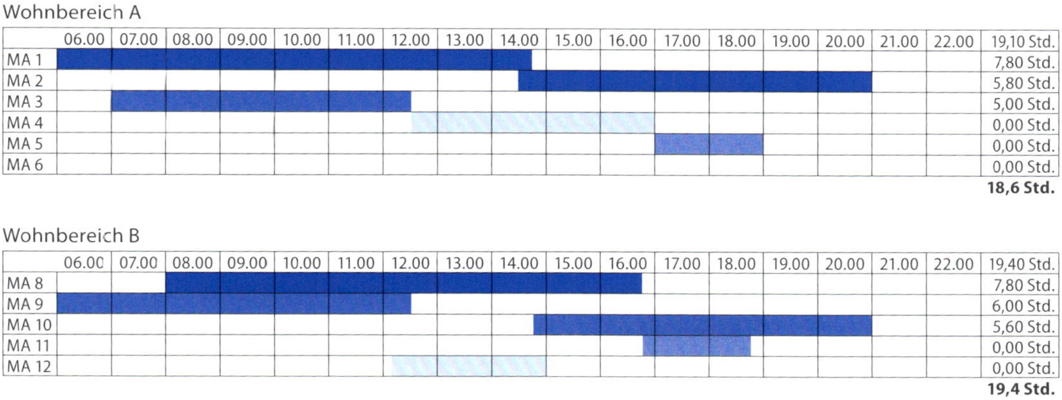

5.7.2 Wohnbereich je 15 Bewohner (Legende: S.42)

Fachkraftverteilung

Gerade in sehr kleinen Wohnbereichen ist es kaum möglich, immer eine Fachkraft vorzuhalten, auch wenn es wünschenswert wäre. Werden jedoch zwei kleine Einheiten dahingehend zusammengeschlossen, so ist einmal die Fachkraftabdeckung über den Tag hinweg gewährleistet und auf der anderen Station zumindest die Kernzeit abgedeckt. Dies ist sinnvoll, da gerade über den Tag verteilt unterschiedliche Fremddienstleister kommen bzw. anrufen und eine fachliche Auskunft erbitten. Diese kann jedoch nur von Mitarbeitern der jeweiligen Abteilung zu 100 % gegeben werden. In der Dokumentation ist viel enthalten, jedoch wird häufig mehr verlangt und ein adäquates und detailliertes Wissen wird vorausgesetzt. Außerdem kann es passieren, dass auf beiden Wohnbereichen unterschiedliche Ärzte zur gleichen Zeit kommen und somit die Fachkraft auf einer Station gebunden ist.

Präsenzkräfte/Hauswirtschaft und Betreuung

In sehr kleinen Einheiten kommt es stellenweise dazu, dass in Nebenzeiten eine Pflegekraft alleine zuständig ist. Um diese jedoch trotzdem zu unterstützen und im Notfall nicht im Stich zu lassen, macht es Sinn, Präsenzkräfte oder Betreuungskräfte zur Lückenschließung einzusetzen. Hauswirtschaftliche Kräfte können die Teeküchentätigkeit und die Essensausgabe unterstützen, was der Pflege wertvolle Arbeitszeit sichert. Betreuungskräfte können hingegen im Wohnbereich Bewohnergruppen beschäftigen. Der Pflegemitarbeiter ist in den Zimmern unterwegs, weshalb es nicht möglich ist, die Flure und den Aufenthaltsbereich im Auge zu behalten. Die Freizeitunterhalter sind daher eine große Hilfe, alleine schon durch ihre Anwesenheit.

Legende zu Abb. 5.7.2:

MA 1, 2 und 8 = Fachkräfte; MA 3, 9 und 10 = Hilfskräfte; MA 5 und 11 = Präsenz- /Hauswirtschaftskräfte;
MA 4 und 12 = Betreuungskräfte

5.7.3 // Nachtdienstzeiten

Nachtdienste sind nicht bei allen Mitarbeitern beliebt. Fakt ist aber, dass in vielen Tarifverträgen Sonderurlaube für bestimmte Nachtsunden gewährt werden müssen. Selbst der Gesetzgeber regelt hierfür einen zusätzlichen Ausgleich, sei es finanziell oder durch zusätzliche Freistunden. Sollten also zusätzliche Urlaubstage für Nachtdienste anfallen, so schmälern diese wieder die Tagschichtbesetzung. Für die Teams können falsch geplante Nachtstunden zum personellen Unterhang im Alltag führen und somit zur Überlastung. Es ist äußerst wichtig, dass im Tagdienst möglichst wenig Nachtarbeit von den Mitarbeitern erbracht wird. Ab September sollte bereits beim Schreiben des Dienstplanes berücksichtigt werden, wer wie viel Stunden noch abdecken kann, ohne in den nächst höheren Zusatzurlaubsanspruch zu kommen. Hat zum Beispiel ein Mitarbeiter 103 Nachtstunden abgeleistet, so würde dieser mit nur einem Nachtdienst die 110er Hürde überschreiten und einen zusätzlichen freien Tag bekommen. Eine andere Pflegekraft hingegen steht bereits bei 150 Nachtstunden und kann noch 69 Stunden ableisten, ohne das Urlaubskonto zu belasten. Achtet man frühzeitig auf das Vergeben von Nachtstunden, kann dies schnell einmal 10 – 20 Urlaubstage im Jahr einsparen, die zum Überstundenabbau verwendet werden können oder zusätzlich am Bewohnerbett vorhanden sind. Bereits bei der Dienstzeitenfindung sollte überlegt werden, wann der Spätdienst beendet wird und wann die Nacht beginnt. Dauernachtdienste haben immer den Anspruch der Zusatzurlaube, da sie viele Nächte abdecken, der Tagdienst berechnet sich hingegen aus Zeiten nach 20 Uhr oder 23 Uhr (je nach Tarifvertrag oder gesetzlicher Regelung). Gestaffelte Endzeiten der einzelnen Pflegekräfte sparen Zeit, wenn ein Großteil der Kräfte vor dieser Zeit nach Hause geht. Ebenfalls ist es ein wirtschaftlicher Faktor, da ab 20 Uhr in den meisten Fällen ein Nachtzuschlag bezahlt werden muss, der durch ausgeklügelte Dienstzeiten zum großen Teil gespart werden kann. Für den einzelnen Mitarbeiter macht dieser Nachtzuschlag meist wenig auf dem Lohnzettel aus, in der Summe für das Unternehmen jedoch eine ganze Menge. Dieses Ersparte lässt sich in Pflegehilfsmittel besser anlegen und als Mitarbeiter kann man es genießen, dass die Spätdienste nicht so weit in die Nacht reichen und ein früherer Feierabend den Kontakt mit Familie und Freunden noch ermöglicht. In vielen Bundesländern wird derzeit eine Umstellung der Nachtdienstschlüssel diskutiert. Um einen ganzen Nachtdienst von ca. 10 Stunden aufbauen zu können, wären 2,4 Vollzeitstellen nötig, diese Zeit an 365 Tagen im Jahr abzudecken. Diese Stellen werden vom Gesamtschlüssel entnommen, in der Regel ohne Stellenmehrung. Sie schmälern also die Tagdienstbesetzung. Es besteht jedoch durch eine durchdachte Dienstzeit ein Konstrukt, dass der Tag nicht komplett auf diese Stellen verzichten muss. Diese Mitarbeiter gehen nämlich nicht nur an Händen ab, sondern auch bei den Wochenend- und Feiertagsbesetzungen. Im Klartext, noch mehr Stress im Pflegealltag.

Beispiel

Nachtdienst I	19.45 Uhr – 06.30 Uhr	45 Minuten Pause	10,0 Std.	Fachkraft
Nachtdienst II	20.30 Uhr – 06.00 Uhr	30 Minuten Pause	9,0 Std.	Hilfskraft
Nachtdienst III	**22.30 Uhr – 06.00 Uhr**	**30 Minuten Pause**	**7,0 Std.**	**Hilfskraft**
Verlängerter SD	*14.18 Uhr – 22.30 Uhr*	*30 Minuten Pause*	*7,8 Std.*	*Hilfskraft*

Im oben gezeigten Beispiel wird der Nachtdienst von zwei 25-Stunden-Kräften abgedeckt. Jede dieser beiden Mitarbeiterinnen müsste auf zwei Wochen 50 Stunden ableisten. Tut sie dies mit einer täglichen Arbeitszeit von 7 Stunden von 22.30 Uhr – 06.00 Uhr, leistet sie 49 Stunden auf 7 Tage ab und hat anschließend 7 Tage frei. Mit der Reststunde werden Teambesprechungen und Fortbildungen beglichen. Der Mitarbeiter des Tagdienstes steht zwar nicht mehr wie üblich von Mittag bis abends zur Verfügung, deckt jedoch weiterhin die Kernzeit ab 14.18 Uhr ab und geht um 22.30 Uhr nach Hause. Für Wochenenden und Feiertage und die Spätbesetzung steht diese Kraft weiterhin dem Tagdienst zur Verfügung. Ab wann die Nacht beginnt, muss das Unternehmen selbst festlegen. Im Beispiel könnten jetzt bis auf einen Mitarbeiter alle anderen um spätestens 20.30 Uhr nach Hause gehen. Es wären weiterhin ab diesem Zeitpunkt immer drei Pflegekräfte im Dienst. Im Prinzip könnte mit jedem Nachtmitarbeiter so verfahren und so der Tagdienst gestärkt werden, wenn genügend Teilzeit-Mitarbeiter für den Nachtdienst zur Verfügung stehen. Ob es sich um eine Fachkraft oder eine Hilfskraft handelt, spielt nur insofern eine Rolle, dass die geforderte Quote immer anwesend sein muss. Sprich, wird eine Fachkraft gefordert, muss auch der späte Spätdienst durch eine Fachkraft geleistet werden, werden zwei verlangt, so benötigt man auch an zwei der langen Dienste eine examinierte Pflegekraft. Dem entsprechend natürlich auch die Fachkraftbesetzung des Nachtdienstes. Ein weiterer Vorteil ist, dass für den Spätdienst eine Teilzeitkraft zur Stoßzeitenabdeckung vorhanden ist, und diese durch eine Vollzeitkraft abgedeckt werden kann.

5.7.4 // Viele Dienstzeiten

Mitarbeiter monieren häufig zu viele Dienstzeiten im Betrieb. Bei der Dienstzeitenfindung sollte sich dennoch nicht gescheut werden, viele Dienstzeiten zu kreieren. Mitarbeitervertretung, Heimaufsicht und MDK müssen dargestellt bekommen, dass nicht jede Dienstzeit jedem Mitarbeiter gehört. So wird ein Vollzeitmitarbeiter keine Teilzeitdienste absolvieren und auch Teilzeitdienste haben vereinbarte Stundenverträge, die eine gewisse Vorgabe von Diensten beinhaltet. Aus diesem Grund fallen selbst bei 20 und mehr Dienstzeiten auf den einzelnen Mitarbeiter maximal 2 – 4 Tagdienstzeiten. Die schwankenden Pflegegrade der Bewohner, veränderte Bewohnerbedürfnisse und die Personalgewinnung erfordert Flexibilität, die nur durch ein schnelles Anpassen der Dienstzeiten an die jeweilige Situation möglich ist. Der Vorteil für die Pflegeteams ist, dass auf Mehr- oder Minderbelastungen sofort reagiert werden kann, ohne Dehnverträge (könnten den Verdienst auch schmälern), ohne Vertragsänderungen oder Zusatzschichten bzw. unerwünschten Urlaub.

Pflegegraderhöhung oder Pflegegradsenkung

Gehen wir von einer Kernarbeitszeit von 06.30 Uhr – 12.30 Uhr aus, um dem Wohnbereich die erforderliche Pflegezeit zur Verfügung zu stellen. Stirbt nun ein Bewohner mit dem Pflegegrad III und der neu eingezogene Senior hat lediglich den Pflegegrad I, so würden dem Wohnbereich weniger Pflegeminuten zur Arbeitsbewältigung zustehen. Der Stellenschlüssel schmälert sich schließlich um diese Stellen, da bei dem Pflegegrad I ein geringerer Bewertungsfaktor verwendet wird. Um beim nächsten Dienstplan auf diese Veränderung reagieren zu können und weiterhin wirtschaftlich unterwegs zu sein, wird also auch eine Dienstzeit von 06.45 Uhr – 12.15 Uhr benötigt. Das Ganze könnte jedoch auch in die andere Richtung stattfinden, käme ein Bewohner mit dem Pflegegrad III und wäre ein Kurzzeitpflege-Gast mit dem Pflegegrad I nach Hause gegangen, so würde der Wohnbereich mehr Pflegezeit benötigen, um eine gleichbleibende Qualität zu erzielen. Eine Dienstzeit von 06.30 Uhr – 13.00 Uhr oder 06.15 Uhr – 12.45 Uhr wäre nötig, um auch hier schnell der neuen Situation gerecht zu werden. Das Ergebnis wäre ein gleichbleibender kontinuierlicher Tagesablauf und zwar egal welche Veränderungen sich im Wohnbereich abspielen.

Verändertes Bewohnerklientel

Wurde bei der Arbeitsanfallsanalyse festgestellt, dass morgens viele Bewohner frühzeitig aufstehen möchten, werden gerade morgens viele Hände gebraucht und geplant. Nach einem gewissen Zeitraum verändert sich jedoch das Klientel ohne Pflegegradveränderung und die Senioren bleiben lieber länger im Bett, benötigen jedoch zur Mittagszeit mehr Hilfe bei den Mahlzeiten. Eine vorher vereinbarte Dienstzeit von 06.30 Uhr – 12.00 Uhr deckt die Arbeitsspitzen nicht mehr ab. Vielmehr werden die Pflegekräfte gerade in der Mittagszeit bis 12.30 Uhr gefordert. Eine Dienstzeit von 7.00 Uhr – 12.30 Uhr lässt auch hier eine schnelle Reaktion auf die Bedürfnisse der Kunden zu. Ein langes Beantragen neuer Dienstzeiten würde den Prozess erheblich erschweren und auf Dauer eine Unzufriedenheit der Bewohner hervorbringen sowie eine Überlastung der Mitarbeiter zu bestimmten Pflegezeiten.

Minderjährige

Minderjährige genießen einen gesetzlichen Anspruch auf Dienstzeiten, die dem Jugendschutzgesetz entsprechen. Bei der Dienstzeitenfindung sollte darauf geachtet werden, dass für diese auch extra Zeiten vereinbart werden. Hier sollte darauf geachtet werden, dass die Zeiten im Stationsablauf eingewoben werden können, ohne Störungen zu verursachen und die Nettoarbeitszeit zu beeinträchtigen.

Dienstzeitenbeispiel

Diese Dienstzeiten sind hier nur als Beispiel anzusehen, damit man sich vorstellen kann, wie es aussehen könnte. Es entspricht keiner Vorlage, keinem Muss und verspricht keine Vollständigkeit.

Frühdienste

Frühdienst	1	7,8 Std.	45 Min. Pause	06.00 Uhr – 14.33 Uhr
Frühdienst	2	7,8 Std.	45 Min. Pause	06.10 Uhr – 14.43 Uhr
Frühdienst	3	7,8 Std.	45 Min. Pause	06.20 Uhr – 14.53 Uhr
Frühdienst	4	7,8 Std.	45 Min. Pause	06.30 Uhr – 15.03 Uhr
Frühdienst	5	7,0 Std.	45 Min. Pause	06.30 Uhr – 14.15 Uhr
Frühdienst	6	6,5 Std.	45 Min. Pause	06.30 Uhr – 13.45 Uhr
Frühdienst	7	6.0 Std.	45 Min. Pause	06.30 Uhr – 13.15 Uhr
Frühdienst	8	5,8 Std.	45 Min. Pause	06.00 Uhr – 12.33 Uhr
Frühdienst	9	5,8 Std.	45 Min. Pause	06.10 Uhr – 12.43 Uhr

Frühdienst	10	5,8 Std.	45 Min. Pause	06.20 Uhr – 12.53 Uhr
Frühdienst	11	5,5 Std.	45 Min. Pause	06.30 Uhr – 12.45 Uhr
Frühdienst	12	5,0 Std.	30 Min. Pause	06.30 Uhr – 12.00 Uhr
Frühdienst	13	4,0 Std.	30 Min. Pause	06.30 Uhr – 11.00 Uhr
Frühdienst (evtl. Mütterschicht)	14	4,0 Std.	30 Min Pause	07.30 Uhr – 12.30 Uhr
Frühdienst	15	2,5 Std.		07.00 Uhr – 09.30 Uhr

Spätdienste

Spätdienst	1	7,8 Std.	45 Min. Pause	12.07 Uhr – 20.40 Uhr
Spätdienst	2	7,8 Std.	45 Min. Pause	12.17 Uhr – 20.50 Uhr
Spätdienst	3	7,8 Std.	45 Min. Pause	12.27 Uhr – 21.00 Uhr
Spätdienst	4	7,8 Std.	45 Min. Pause	11.57 Uhr – 20.30 Uhr
Spätdienst	5	7,0 Std.	45 Min. Pause	12.45 Uhr – 20.30 Uhr
Spätdienst	6	6,5 Std.	45 Min. Pause	13.15 Uhr – 20.30 Uhr
Spätdienst	7	6,0 Std.	45 Min. Pause	13.45 Uhr – 20.30 Uhr
Spätdienst	8	5,8 Std.	30 Min. Pause	14.22 Uhr – 20.40 Uhr
Spätdienst	9	5,8 Std.	30 Min. Pause	14.32 Uhr – 20.50 Uhr
Spätdienst	10	5,8 Std.	30 Min. Pause	14.42 Uhr – 21.00 Uhr
Spätdienst	11	5,5 Std.	30 Min. Pause	14.30 Uhr – 20.30 Uhr
Spätdienst	12	5,0 Std.	30 Min. Pause	15.00 Uhr – 20.30 Uhr
Spätdienst	13	4,0 Std.	30 Min. Pause	15.00 Uhr – 19.30 Uhr
Spätdienst	14	4,0 Std.	30 Min. Pause	15.30 Uhr – 20.00 Uhr
Spätdienst	15	2,5 Std.		16.30 Uhr – 19.00 Uhr
Spätdienst	16	7,8 Std.	45 Min. Pause	13.57 Uhr – 22.30 Uhr

Tagdienst

Tagdienst	1	7,8 Std.	60 Min. Pause	08.00 Uhr – 16.48 Uhr
Tagdienst	2	7,8 Std.	60 Min. Pause	08.30 Uhr – 17.18 Uhr
Tagdienst	4	10,0 Std.	60 Min. Pause	07.00 Uhr – 18.00 Uhr
Tagdienst	5	10,0 Std.	60 Min. Pause	07.30 Uhr – 18.30 Uhr

Nachtdienst

Nachtdienst	1	9,5 Std.	30 Min. Pause	20.30 Uhr – 06.30 Uhr
Nachtdienst	2	8,5 Std.	30 Min. Pause	21.00 Uhr – 06.00 Uhr
Nachtdienst	3	7,0 Std.	30 Min. Pause	22.30 Uhr – 06.00 Uhr

5.7.5 // Pause-Zeiten

Für die Pause-Zeiten gibt es vom Gesetzgeber ganz klare Richtlinien, die einzuhalten sind. Hier heißt es, dass ab einer Arbeitszeit von sechs Stunden eine 30-minütige Ruhepause eingeplant werden muss und ab zehn Stunden Arbeitszeit 60 Minuten eingeplant werden müssen. Da in der freien Wirtschaft eine Stunde Mittagspause normal ist, sollte bei einer Vollzeitschicht zumindest 45 Minuten Pause eingerechnet werden. Realistisch betrachtet, ist bekannt, dass ein Raucher mehrmals täglich kurze Pausen nutzt und diese Zeit, wenn auch gestaffelt, sicherlich in Anspruch nimmt. Auch Nichtraucher setzen sich trotz 30-minütiger Frühstückspause mittags noch etwas zusammen und essen evtl. eine Kleinigkeit. Auch Teilzeitmitarbeiter, die um sechs Uhr oder halb sieben ihren Dienst aufnehmen, möchten gern im Team das Frühstück genießen. Werden hier keine Pausen vorgesehen, kommt es nicht selten vor, dass trotzdem irgendwie teilgenommen wird. Also auch bei kurzen Diensten sollte auf die Frühstückspause von 30 Minuten nicht verzichtet werden. Dies bringt den Vorteil, dass der Mitarbeiter mit fünf Stunden Arbeitszeit zum Beispiel von 07.00 Uhr – 12.30 Uhr anwesend ist und daher sowohl morgens die Stoßzeit als auch die Mittagszeit mit abdeckt. Bei Tagschichten, die etwa von 08.00 Uhr – 17.00 Uhr gehen, ist es sinnvoll, 60 Minuten einzuplanen, 30 Minuten als Frühstückspause, 15 Minuten Mittagstisch mit den Kollegen und auch zum Kaffeeklatsch nochmals 15 Minuten. Zum einen deckt mit einer derartigen Schicht die Fachkraft die Kernarbeitszeit ab und zum anderen werden Pausen im Team legalisiert. Minderjährige haben generell einen Anspruch auf 60 Minuten Pause-Zeit. Ein derartiges Vorgehen fördert die Teambildung, da keine Querelen entstehen aufgrund nicht vorhandener und dennoch genommener Pausen, bei denen andere sich ungerecht behandelt fühlen.

5.8 // Personalgewinnung über Dienstzeiten

Die Personalgewinnung wird die Herausforderung der Unternehmen der nächsten Jahre. Fachkräfte und selbst Hilfskräfte werden sich den Arbeitgeber aussuchen, der ihnen die besten Konditionen bietet. Das Gehalt wird eine eher untergeordnete Rolle spielen. Vielmehr werden Dienstzeiten, 5-Tage-Woche, Sicherheit des Dienstplans, Freizeitsicherheit, Urlaubssicherheit und Bewältigung der Arbeit eine Rolle spielen. Ein gut organisierter verlässlicher Dienstplan mit strukturiertem Tagesablauf wird Mitarbeiter anziehen, wenn diese zudem nicht ausgebeutet werden und auf persönliche Belange Rücksicht genommen wird. Damit werden sich Pflegekräfte eher und auf Dauer zuverlässiger finden, als wenn dies nicht der Fall ist. Diese Tatsache ist auch für das bestehende Team ein Gewinn, da diese nicht über lange Strecken unterbesetzt fahren müssen und fehlende oder schlechte Mitarbeiter mittragen müssen.

Mütterschichten

Werden Mütterschichten angeboten, so könnte die eine oder andere Pflegekraft sicherlich wieder die Arbeit aufnehmen, ohne Familie und Kind zu vernachlässigen. Da in der Pflege meist mehr Frühdienste als Spätdienste benötigt werden, kann es durchaus möglich sein, tägliche Dienstzeiten ab 07.00 Uhr oder 07.30 Uhr anzubieten, um der Mutter die Möglichkeit zu geben, vorher ihre Kinder zu versorgen und anschließend ihrem Beruf nachzugehen.

Stoßzeitenschichten

Mütter oder Mitarbeiter, die in Rente gehen, verdienen sich häufig gern noch 450 Euro dazu. Werden Schichten von Montag – Freitag jeweils für zwei Stunden angeboten, kann dies auch Personal bringen, mit dem schönen Nebeneffekt, dass gerade Stoßzeiten (morgens und abends) damit abgedeckt werden können.

Qualität

Mundpropaganda ist der beste Personalgewinnungspool, die Szene kennt sich. Dienstzeiten, die der Arbeit angepasst sind, beugen einer Überforderung der Mitarbeiter vor. Weiß man als Pflegekraft, dass im Alltag die Bewohner gut versorgt werden können, wird man stets mit gutem Gewissen nach Hause gehen und nach der Arbeit auch noch sein Leben genießen können. Menschen, die den Pflegeberuf gewählt haben, taten dies schließlich aus einer Überzeugung, anderen helfen zu können. Ist dies möglich, wird man diese Tatsache weitererzählen und Werbung für das Unternehmen sowohl als guter Arbeitgeber als auch als gutes Pflegeheim machen.

5.9 // Balkendiagramm

Bei der Neueinführung von Dienstzeiten und der eventuell einhergehenden Ablauf-Umstellung sollte allen Mitarbeitern ein Balkendiagramm an die Hand gegeben werden. Die neuen Dienstzeiten werden anschaulich gemacht. Darin erkennt man auf einen Blick die Anwesenheit der Pflegekräfte zu welchen Zeiten. Auch Pausen werden damit sichtbar gemacht und zeigen, wo dafür Zeiten geplant wurden. Als Mitarbeiter sollte man jedoch im Alltag die Möglichkeit bekommen, diese Zeiten nach eigenem Ermessen in den Tag hineinzulegen. Es kann durchaus vorkommen, dass zur geplanten Pause ein Notfall vorliegt oder der Bewohner gerade noch etwas länger Hilfe benötigt. Für diesen Fall wird die Pause-Zeit eben etwas noch hinten oder in einem anderen Fall nach vorne verschoben. Schließlich sind die Bewohner keine Maschinen, die man während der Pausen abschalten kann. Zu beachten ist jedoch auch, dass die Nettoarbeitszeit pro Tag nicht überschritten werden darf, sprich nach sechs Stunden wird eine Pause zur Pflicht. Der Arbeitgeber ist verpflichtet, diese zu ermöglichen. Pausenzeiten dürften in einen berechneten Dienstplan, wie hier im Buch beschrieben, nicht ausfallen müssen. Die Stoßzeitenabdeckung verhindert dergleichen. Auf keinen Fall können diese so verschoben werden, dass man als Mitarbeiter früher heimgehen kann. Die vorgegebenen Zeiten sind ohne Pausen berechnet und sollten durch das 24-Stunden-System auch einhaltbar sein, wenn auch versetzt. Ebenfalls können bereits hier Pufferzonen gekennzeichnete werden, die zu einem späteren Zeitpunkt für den Fall von Pflegegraderhöhungen und Pflegegradrückgängen verwendet werden.

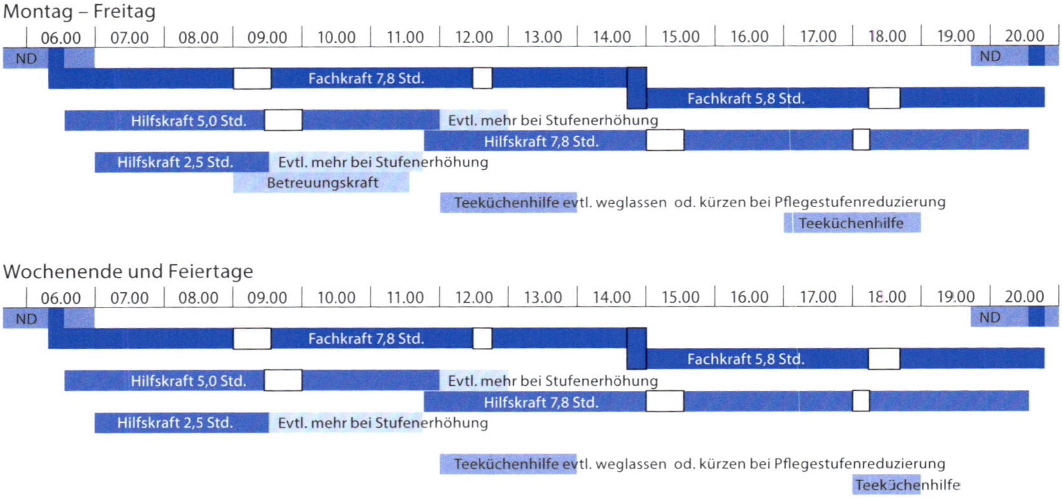

5.9 Balkendiagramm Wohnbereich mit 26 Betten

5.10 // Mitarbeiterverteilung der Bruttostellen

Die unter 4.3 errechneten Bruttostellen stehen für den Dienstplan fest. Jetzt ist es wichtig, die Mitarbeiter gemäß der Stellen zu verteilen. Wurden bei der Dienstzeitenfindung viele kurze Dienste gewählt, ist es unabdingbar, bei Rentengängen oder Schwangerschaften Teilzeitkräfte nachzubesetzen. Ein Augenmerk sollte bei Neueinstellungen immer auf die Wochenenden gelegt werden. Wurden vier Frühdienste und zwei Spätdienste geplant und soll jeder Mitarbeiter jedes zweite Wochenende frei bekommen, werden 12 Mitarbeiter benötigt, unabhängig davon, welche Dienstzeiten und welche Nettoarbeitszeit festgelegt wurden. Im zweiten Schritt muss sichergestellt werden, dass die Bruttostellen nicht überschritten werden. Beides zusammen, also Wochenendbesetzung und Bruttostellen des Wohnbereichs, zeigt dann genau den Bedarf der zukünftigen Arbeitsverträge an. Klar ist, dass gerade beim Aufbau des Konzeptes die Stellenanteile noch nicht optimal verteilt sind. Wichtig ist, dass man auf Dauer dahin kommt. Bei Rentengängen, Kündigungen oder Schwangerschaften, aber auch durch Stundenreduzierung oder -erhöhung, sollte die Nachbesetzung der Vorplanung angepasst werden. Versetzungen innerhalb des Hauses können nötig sein, wenn ein Wohnbereich genau die Stunden benötigt, die auf einem anderen Wohnbereich zu viel vorhanden sind. Ist auf einer Station ein Mitarbeiter in Vollzeit zu viel und woanders fehlt eine Vollzeitstelle, könnte ein Tausch nötig sein oder auch ein Wohnbereichswechsel stattfinden, während die neue Pflegekraft auf dessen Stelle in Teilzeit eingestellt wird. Kaum ein Mitarbeiter wechselt gern die Station. Um jedoch einen kontinuierlichen Arbeitsablauf zu schaffen, kann es nötig sein. Am Ende werden alle davon profitieren, dass die richtigen Arbeitsstunden zum richtigen Zeitpunkt im Wohnbereich vorhanden sind. Freundschaften unter Kollegen können auch teamübergreifend gepflegt werden.

Mögliche Mitarbeiterbesetzung bei 25 Betten mit Nachtdienstableistung		
Vollzeit Fachkraft	1,00	Stellenanteile
Vollzeit Fachkraft	1,00	Stellenanteile
Vollzeit Fachkraft	1,00	Stellenanteile
30h / Woche Fachkraft	0,78	Stellenanteile
Vollzeit Hilfskraft	1,00	Stellenanteile
Vollzeit Hilfskraft	1,00	Stellenanteile
25h / Woche Hilfskraft	0,65	Stellenanteile
25h / Woche Hilfskraft	0,65	Stellenanteile
20h / Woche Hilfskraft	0,52	Stellenanteile
450 Euro Hilfskraft	0,30	Stellenanteile
Schüler Kurs III	0,30	Stellenanteile
Schüler Kurs II	0,30	Stellenanteile
Schüler Kurs I	0,30	Stellenanteile
Gesamt	**8,80**	**Stellenanteile**

6 // Urlaubsplanung

Ab der Urlaubsplanung wird es für den einzelnen Mitarbeiter praktischer. Der Bau des Grundgerüstes und des Fundaments aus täglicher Nettoarbeitszeit und die Dienstzeitengestaltung, aber auch die Verteilung der Mitarbeiterstellen auf die jeweiligen Wohnbereiche, obliegt hauptsächlich den Führungskräften. Als Mitarbeiter muss man sich meist auf die Richtigkeit verlassen, wobei es schon von Vorteil ist, die Hintergründe zu kennen und zumindest den Bruttostellenplan nachrechnen zu können. Was in den vorangegangenen Kapiteln beschrieben wurde, berechnet ein Unternehmen in der Regel lediglich einmal, wenn sich nicht Grundlegendes wie der Tarifvertrag oder die Wohnbereichsgrößen ändern. Die Urlaubsplanung ist jedoch eine jährlich wiederkehrende Aufgabe, die in jedem zu schreibenden Dienstplan das ganze Jahr Einfluss nimmt. Eine gewissenhafte Erstellung eines Urlaubsplans ist der wichtigste Schritt, einen verlässlichen, mitarbeiterfreundlichen und bewohnerfreundlichen Dienstplan zu erhalten, der auch die Rahmenbedingungen und Ressourcen des Betriebs berücksichtigt.

6.1 // Urlaubsberechnung

Die Berechnung der zunehmenden Urlaubstage in den einzelnen Monaten in den verschiedenen Wohnbereichen ist sehr zeitintensiv. Der Sinn dieser Zahlenspiele wird erst zu einem späteren Zeitpunkt, nämlich bei der Dienstplanerstellung, sichtbar. Es gibt verschiedene Einflüsse auf die nehmbaren Urlaubstage pro Monat, wie zum Beispiel die Monatslängen, die zur Verfügung stehenden Werktage, die Wochenendverteilung innerhalb des Monats, die Schülereinsätze wie

Schulblocks und Außeneinsätze, aber auch Faktoren wie genehmigte Fort- und Weiterbildungen oder Workshop-Tage. All diese Dinge verändern die tatsächliche Anwesenheit der Mitarbeiter bei Einhaltung der vertraglich vereinbarten Arbeitszeit. Wie jedoch in den vorangegangenen Kapiteln beschrieben, sollte am Ende eine Kontinuität in der Besetzung und im Arbeitsanfall entstehen und dies an 365 Tagen des Jahres.

6.1.1 // Einflüsse auf die Urlaubsberechnung

Monatslänge und Arbeitstage

In vielen Einrichtungen wird die Urlaubsplanung nach einem einfachen Prinzip vorgenommen. Es wird für die einzelnen Wohnbereiche zum Beispiel vorgegeben, dass in jeder Woche des Jahres eine Fachkraft und eine Hilfskraft gemeinsam in den Urlaub gehen dürfen. Für die spätere Dienstplangestaltung hat dieses Vorgehen fatale Folgen. Nehmen wir einen Arbeitnehmer freundlichen Monat (häufig der Mai) mit etwa 18 Arbeitstagen und 13 Frei-Tagen in der 5-Tage-Woche, würden bei 10 Mitarbeitern 180 Arbeitstage zur Verfügung stehen, um den Dienstplan mit seinen Früh- und Spätdiensten abzudecken. Betrachtet man hingegen einen Arbeitnehmer intensiven Arbeitsmonat (häufig der Juli) mit 23 Arbeitstagen und nur 8 Frei-Tagen in der 5-Tage-Woche, wären dies bei 10 Mitarbeitern 230 Arbeitstage, die zur Abdeckung der Dienste vorhanden wären, in der Summe also bereits 50 Arbeitstage mehr. Würden nun in jedem dieser beiden Beispielmonate gleich viele Urlaubstage verplant, könnte aller Wahrscheinlichkeit nach im Mai kein verlässlicher Dienstplan ohne Überstundenaufbau entstehen und die Mitarbeiter könnten dadurch überfordert werden. Schließlich müssten die Nichturlauber die fehlenden Tage mehr arbeiten und mit sehr wenigen Frei-Tagen den Monat ableisten. Als Alternative könnten die Bewohner mit einer geringeren Mitarbeiterzahl versorgt werden, was zum Qualitätsverlust und ebenfalls zur Überforderung der Mitarbeiter führte. Zusätzliche Krankmeldungen könnten das gesamte System zum Erlahmen bringen. An dieser Stelle tritt nicht selten die Pflegedienstleitung in Erscheinung, die versucht, durch eigenes Einspringen und das Abdecken beider Stellen, nämlich ihrer eigenen und die der Pflegefachkraft, das Schlimmste zu verhindern. Viele Leitungskräfte kapitulieren bei der Häufung derartiger Situationen nach einiger Zeit. In der Umgangssprache würde dies wohl als „Verheizen der Mitarbeiter" benannt werden, ohne dabei unerwähnt zu lassen, dass die Pflegedienstleitung nicht der Notnagel der Einrichtung ist, der alle nicht abgedeckten Dienste, zu ihrer eigentlichen Tätigkeit dazu, abdecken muss. Noch schlimmer ist, dass der Grund für dieses Dilemma eine Fehlplanung genau dieser Person, nämlich der Pflegedienstleitung selbst ist. Im guten Monat, wie etwa dem Juli, wäre dies dann wohl andersherum zu sehen. Dem ist leider nicht so. In den Monaten der Überforderung ist sehr viel liegen geblieben und es wird häufig versucht, das Versäumte durch großzügige Schichten auszugleichen. Es entstehen dann vielleicht keine Überstunden, aber abgebaut werden auch keine. Der Stress der Leitungskräfte nimmt keinesfalls ab, da diese ihre Aufgaben nacharbeiten müssen, die sie nicht erledigen konnten, während sie stellenfremde Tätigkeiten übernahmen. An diesem kleinen Beispiel wird bereits klar, dass jeder Monat anders zu bewerten ist und eine Berechnung notwendige wird. Ein Teufelskreis, aus dem es auszubrechen gilt.

Mitarbeiterbedingte und betriebliche Einflussfaktoren

Nicht nur starre Rahmenbedingungen, wie oben beschrieben, nehmen Einfluss auf den Dienstplan. Ein Mitarbeiter, der an einer längerfristigen Weiterbildung teilnimmt, verbraucht Arbeitstage in den einzelnen Monaten, die nicht als Zeit am Bewohnerbett vorhanden ist. Nehmen wir wieder den Beispielmonat Mai, der nur 180 Arbeitstage hergibt. Aus diesem sind bspw. fünf Weiterbildungstage abzurechnen, es bleiben also nur noch 175 Arbeitstage. Die Gestaltung des Dienstplans wird immer enger, weil immer weniger planbare Tage zur Dienstabdeckung zur Verfügung stehen. Weitere Einflüsse können Inhouse-Schulungen, Tagesseminare, mitarbeiterintensive Festlichkeiten (z.B. Gartenfest), bezahlte Betriebsausflüge und vieles mehr sein. All diese Dinge nehmen weitere Tage weg, die, wenn sie in der Urlaubsplanung keine Berücksichtigung finden, zu Überstunden führen. Je intensiver das Jahr und die einzelnen Monate betrachtet werden, desto genauer kann später gearbeitet werden.

Schüler

Schüler haben ebenfalls Einfluss auf den Urlaubsplan. Gerade in Einrichtungen, in denen sie nicht zusätzlich im Stellenplan sind, sondern mitgerechnet werden, sind ihre Anwesenheitstage wichtig für die Besetzung (siehe Kapitel 7). Schulblocks und Fremdeinsätze müssen abgeleistet werden, obwohl sie in den Wohnbereichen unter Umständen gezählt werden. So können selbstverständlich in deren Abwesenheit weniger Urlaubstage vergeben werden. Im Beispiel des Mais müssten unter Umständen zehn Schultage und ein Praxisbesuchstag abgezogen werden. Somit stünden nur noch 169 Arbeitstage statt der 180 Tage oder mit der oben genannten Weiterbildung nur noch 164 Arbeitstage zum Verplanen zur Verfügung.

6.1.2 // Nettoarbeitsstunden in Nettoarbeitstagen

Im Kapitel 4 wurde die errechnete Nettoarbeitszeit in Arbeitstage umgewandelt und in Kapitel 5 als Dienstzeit hinterlegt. Für jeden geplanten Dienst, egal welcher Länge, wird ein Mitarbeiter benötigt, der diesen ableistet. Wurden also drei Frühdienste und zwei Spätdienste vorgesehen, werden fünf Mitarbeiter zur Abdeckung gebraucht. Im Monat Januar mit 31 Tagen würde dies heißen, dass 155 Arbeitstage (fünf Mitarbeiter pro Tag * 31 Monatstage) benötigt werden, um die Pflege sicherzustellen, im Februar mit 28 Tagen (fünf Mitarbeiter pro Tag * 28 Monatstage) wären es nur 140 Arbeitstage zur Arbeitsbewältigung. Die natürlich vorgegebene Monatslänge ist ausschlaggebend, wie viele Tage gebraucht werden, um die Bewohner bestmöglich mit vorgegebenen Ressourcen zu versorgen.

Monatsbedarf bei fünf Mitarbeitern zur Tagdienstabdeckung:

Januar	155 Arbeitstage Nettobedarf
Februar	140 Arbeitstage Nettobedarf
März	155 Arbeitstage Nettobedarf
April	150 Arbeitstage Nettobedarf
Mai	155 Arbeitstage Nettobedarf

Juni	150 Arbeitstage Nettobedarf
Juli	155 Arbeitstage Nettobedarf
August	155 Arbeitstage Nettobedarf
September	150 Arbeitstage Nettobedarf
Oktober	155 Arbeitstage Nettobedarf
November	150 Arbeitstage Nettobedarf
Dezember	155 Arbeitstage Nettobedarf

Ein derartiges Vorgehen erfasst nur die Pflegezeit am Bewohnerbett, was sich mit dem Wort Nettoarbeitstage auch schon ausdrückt. Es sind hier noch keinerlei sonstigen Tage eingeflossen, die ebenfalls zur Aufrechterhaltung der Wohnbereiche nötig sind – gemeint sind Leitungstage, Besprechungstage usw.

6.1.3 // Mitarbeiterberechnung

Im Anschluss an die Nettobedarfsberechnung muss der einzelne Mitarbeiter pro Monat hinterfragt werden. Jede einzelne Pflegekraft ist individuell anzuschauen, da unterschiedliche Faktoren für ihre eigenen abzuleistenden Nettoarbeitstage eine Rolle spielen. Diese legt der Arbeitgeber selbst fest, indem er Grundrichtlinien umgesetzt haben möchte oder Sondertätigkeiten festlegt.

Faktoren zur Minderung der Arbeitstage

- Fort- und Weiterbildungstage,
- Leitungstag,
- Besprechungstag,
- Inhouseschulungen oder Seminare,
- Arbeit nur an bestimmten Tagen (z.B. 450 Eurokraft arbeitet nur Wochenenden),
- vertragliche Bestimmungen oder Sondervereinbarungen (z.B. 4-Tage-Woche),
- Pflegeplanungstage, QM-Tage, Hygiene usw.,
- Personalrat,
- Ausgleichstage (Tage die aufgrund von Mehrarbeitsstunden wie Teambesprechungen oder Fortbildungen entstanden sind bzw. daher kommen, dass der Teilzeitmitarbeiter längere Schichten ableistet als seine tägliche Arbeitszeit beträgt).

Mitarbeiterberechnung am Beispiel eines Wohnbereichs

In der hier dargestellten Musterstation wurde der Januar mit 31 Tagen berechnet. Davon sind 11 Wochenendtage (5 Samstage und 5 Sonntage) bzw. ein Feiertag abzuziehen, die in einer 5-Tage-Woche nicht abzuleisten sind. Es blieben also für jeden einzelnen Mitarbeiter 20 Arbeitstage zur Schichtabdeckung zur Verfügung.

Wohnbereichsleitung Vollzeit		
20 Arbeitstage – 2 Leitungstage – 1 Seminartag	≙	17 Arbeitstage
Fachkraft Vollzeit		
20 Arbeitstage – 2 Pflegeplanungstage	≙	18 Arbeitstage
Fachkraft Vollzeit		
20 Arbeitstage – 1 Personalratstag	≙	19 Arbeitstage
Fachkraft 25h/Woche		
20 Arbeitstage – 1 Ausgleichstag	≙	19 Arbeitstage
Hilfskraft Vollzeit		
20 Arbeitstage – 1 Seminartag	≙	19 Arbeitstage
Hilfskraft Vollzeit		
20 Arbeitstage	≙	20 Arbeitstage
Hilfskraft 30h/Woche		
20 Arbeitstage – 1 Ausgleichstag	≙	19 Arbeitstage
Hilfskraft 25h/Woche		
20 Arbeitstage – 1 Ausgleichstag	≙	19 Arbeitstage
Hilfskraft 20h/Woche		
20 Arbeitstage – 2 Ausgleichstage	≙	18 Arbeitstage
Hilfskraft 450 Euro arbeitet nur mittwochs, Wochenenden und Feiertage		
9 Arbeitstage	≙	9 Arbeitstage
Schüler (Kurs egal)		
20 Arbeitstage – 10 Schultage – 1 Praxisbesuchstag	≙	9 Arbeitstage
Gesamtergebnis Januar		**186 Arbeitstage**

Das Vorgehen in den einzelnen Monaten läuft stets nach dem gleichen Schema ab:

- Zählen der Werktage,
- Abziehen der Sondertage,
- Abziehen der Ausgleichstage,
- Abziehen der Schultage bei Schülern
- Abziehen der Praxisbesuchstage bei Schülern
- Zusammenrechnen aller zur Pflege zur Verfügung stehenden Arbeitstage des einzelnen Monats.

6.2 // Jahresübersicht des Wohnbereichs

Wird nach dem oben aufgezeigten Muster vorgegangen, erhält man eine Übersicht, wie viele Arbeitstage pro Monat zur Verfügung stehen und wie viele Arbeitstage zur Bewohnerversorgung nötig sind.

Jahresberechnungsbeispiel:

Januar	186 Arbeitstage	155 Sollabdeckungstage	31 Überschusstage
Februar	185 Arbeitstage	140 Sollabdeckungstage	45 Überschusstage
März	191 Arbeitstage	155 Sollabdeckungstage	36 Überschusstage
April	189 Arbeitstage	150 Sollabdeckungstage	29 Überschusstage
Mai	168 Arbeitstage	155 Sollabdeckungstage	13 Überschusstage
Juni	174 Arbeitstage	150 Sollabdeckungstage	24 Überschusstage
Juli	199 Arbeitstage	155 Sollabdeckungstage	44 Überschusstage
August	208 Arbeitstage	155 Sollabdeckungstage	53 Überschusstage
September	197 Arbeitstage	150 Sollabdeckungstage	47 Überschusstage
Oktober	179 Arbeitstage	155 Sollabdeckungstage	24 Überschusstage
November	186 Arbeitstage	150 Sollabdeckungstage	36 Überschusstage
Dezember	168 Arbeitstage	155 Sollabdeckungstage	13 Überschusstage
Gesamtes Jahr			**395 Überschusstage**

Die monatlichen Überschusstage zeigen an, wie viele Tage Urlaub genommen werden können, ohne Überstunden zu produzieren. Schließlich wurden vorher bereits die nötigen Sollabdeckungstage abgezogen und auch alle Sondertage und Ausgleichstage berücksichtigt.

Eingestreuter Nachtdienst

Wird mit einem eingestreuten Nachtdienst geplant, so sollten die abzudeckenden Nachtstunden mit einem Vollzeitteiler zu Sollabdeckungstage gemacht werden. Muss der Wohnbereich als Beispiel 80 Nachtstunden abdecken, kämen bei einer 40-Wochen-Stunde eines Vollzeitmitarbeiters 10 Sollabdeckungstage zustande. Diese müssen dann nunmehr dem jeweiligen Monat als Sollabdeckungstage zugerechnet werden. Aus 155 abzudeckenden Tagen im Januar würden 165 Tage und von 31 Überschusstagen blieben lediglich 21 übrig.

Mitarbeiterurlaub

Laut Tarif und Arbeitsvertrag steht jedem Mitarbeiter eine bestimmte Anzahl an Urlaubstagen zu. Bei der Berechnung der Wohnbereichsjahresurlaube ist ebenfalls jeder Mitarbeiter gesondert zu betrachten. Schüler, die nur von Februar – Oktober dem Wohnbereich zugehörig sind, können auch nur anteilsbezogen mitgerechnet werden. Auch Zusatzurlaube, wie Nachtdiensturlaube oder Sonderurlaube für Schwerbehinderte, müssen berücksichtigt werden. Gerade bei tariflichen Nachtdienstzusatzurlauben sollte vorrausschauend geplant werden, um später keine unliebsamen Überraschungen in Form von mehr zu verplanendem Urlaub zu erhalten.

Wohnbereichsleitung Vollzeit	30 Urlaubstage
Fachkraft Vollzeit	30 Urlaubstage
Fachkraft Vollzeit (Schwerbehindert)	34 Urlaubstage
Fachkraft 25h/Woche (Nachtdienstsonderurlaub)	32 Urlaubstage

Hilfskraft Vollzeit	30 Urlaubstage
Hilfskraft Vollzeit	30 Urlaubstage
Hilfskraft 30h/Woche	30 Urlaubstage
Hilfskraft 25h/Woche (Nachtdienstsonderurlaub)	33 Urlaubstage
Hilfskraft 20h/Woche	30 Urlaubstage
Hilfskraft 450 Euro (umgerechneter Urlaub auf Arbeitstage)	18 Urlaubstage
Schüler (Januar – August)	20 Urlaubstage
Schüler (Juli – Dezember)	15 Urlaubstage
Gesamter Jahresurlaub des Wohnbereichs	**332 Urlaubstage**

Vergleicht man nun die errechneten Überschusstage mit den tatsächlich zu nehmenden Urlaubstagen, wird man feststellen, dass hier eine Differenz zu Gunsten der Überschusstage vorhanden ist. An dieser Stelle wird es, wenn die Vorarbeit der vorangegangenen Kapitel durchgeführt wurde, immer zu einem Überhang der Arbeitstage kommen. Das Geheimnis liegt in der vorher abgezogenen Krankenquote, die also Arbeitstage am Ende, wenn die Schichten abgedeckt sind, noch vorhanden ist. Schließlich fand diese keine Berücksichtigung bei der Nettoarbeitszeit am Bett und der Dienstzeitenfindung. Im Beispielwohnbereich würden 63 Tage übrigbleiben, wenn die Mitarbeiter ihren Urlaub komplett abgebaut haben (395 Überschusstage – gesamter Jahresurlaub des Wohnbereichs 332 Urlaubstage).

Nicht besetzte Mitarbeiterstellen

Es gibt auch die Situation, dass eine Stelle, sei es Teilzeit oder Vollzeit, nicht besetzt ist, weil noch kein geeigneter Bewerber da ist, nicht gleich nachbesetzt werden konnte. In so einem Fall kann die noch nicht vorhandene Pflegekraft auch nicht in den ersten beiden Monaten mit Arbeitstagen eingerechnet werden. Da jedoch die Vermutung getroffen werden kann, dass bis z.B. März der Unterhang ausgeglichen wird, sollten ab diesen Zeitpunkt sowohl die Arbeitstage als auch die abzugeltenden Urlaubstage Berücksichtigung finden.

Neue Kraft, Urlaubsanspruch März – Dezember 25 Tage, monatliches Miteinbeziehen ihrer Arbeitstage bei der Berechnung der Überschusstage.

Aus 332 Urlaubstagen würden 357 Urlaubstage werden und zu den einzelnen Monaten März – Dezember kämen die Werktage hinzu (im März abzüglich einer Einarbeitungszeit).

Ein ähnliches Vorgehen findet statt, wenn im Jahresverlauf ein Mitarbeiter in Rente geht. Auch hier wird im darauf folgenden Monat die Einarbeitungszeit von den Werktagen abgezogen. Würde also im Juni ein Mitarbeiter in Rente gehen, fielen in die Urlaubstageberechnung für ihn nur 15 Urlaubstage (Januar – Juni) an und für die neue Pflegekraft ebenfalls 15 Urlaubstage (Juli – Dezember). Im Juli jedoch muss die neue Mitarbeiterin erst eingearbeitet werden und steht nicht 23 Arbeitstage (je nach Jahr) zur Dienstabdeckung zur Verfügung, sondern nur etwa 13 Arbeitstage.

6.3 // Jahresabgleich des Urlaubs

Würde nun die Urlaubsplanung nach den oben berechneten Überschusstagen vorgenommen, so wäre das Problem, dass in den Sommermonaten alle zur Verfügung stehenden Tage verplant werden würden und in den Wintermonaten viele ungenutzte Überschusstage stehen blieben. Da sich jedoch dieser Überschuss, wie oben erwähnt, aus der abgezogenen Krankheitsquote errechnet, kann ein derartiges Vorgehen dazu führen, dass in den Sommermonaten keiner krank werden darf, da dort keine Reserve vorhanden ist. Aus diesem Grund ist es nun Zeit, nachdem die Zahlen bekannt sind, einen Abgleich im Wohnbereich und anschließend in der Einrichtung durchzuführen. Am Ende soll auf jedem Wohnbereich monatlich ein kleiner Puffer an Arbeitstagen vorhanden sein und/oder zumindest in der gesamten Einrichtung auf allen Stationen ein gemeinsamer, monatlich ausgeglichener Arbeitstageüberschuss vorzufinden sein.

6.3.1 // Wohnbereich

Der einzelne Wohnbereich an sich gibt uns konkrete Zahlen vor. So sind im Beispiel des Januar 31 Überschusstage errechnet worden. Würde man die gesamten Jahresüberschusstage von 63 Tagen durch 12 teilen, so ergäbe dies pro Monat einen Abzug von etwa 5 Tagen. Für den Januar bedeutete dies, dass in etwa 26 Tage Urlaub genommen werden dürfen. An dieser Stelle sollte der Monatsverlauf betrachtet werden. Bei 20 Arbeitstagen ist es als sinnvoll, an jedem Werktag einen Mitarbeiter die Möglichkeit der Urlaubsnahme zu ermöglichen. Die restlichen Tage würden eventuell gut in die erste Woche des Monats passen, da hier noch Ferien sind und deshalb gern Urlaub genommen wird. Zudem sind die meisten Pflegeschulen in den Ferien geschlossen, so dass auch alle Schüler anwesend sind und nicht im Schulblock verschwinden. Je nach Bundesland müssten hierfür also noch vier oder fünf Urlaubstage dazukommen, so dass der Januar mit 24 oder 25 vorgegebenen Urlaubstagen in die Planung gehen kann. Eine offene Woche nach hinten (3 Werktage z.B. Montag – Mittwoch) ist, je nach Jahr, vielleicht noch im Januar vorhanden und ab Donnerstag geht die Woche weiter in den Februar hinein. Auch hier würde sich anbieten, bei 24 Urlaubstagen noch drei weitere dazuzunehmen und somit 27 Urlaubstage im Januar zur Verfügung zu stellen. In dieser Form wird jeder einzelne Monat betrachtet und die Urlaubstage danach verteilt.

Richtlinie der Urlaubstageverteilung im Monat

- Gleichmäßige Verteilung der zur Verfügung stehenden Urlaubstage auf den Monat,
- bei Schülerabwesenheit weniger Urlaubstage verplanen,
- möglichst nahe am abgezogenen Überschussteiler arbeiten,
- Wochen mit Abwesenheiten von mehreren Tagen eines Mitarbeiters, durch Fort- und Weiterbildungen, mit weniger Urlaubstagen bedecken,
- bei Schüleranwesenheit mehr Urlaubstage auf diese Zeit verplanen,
- personalintensive Zeiten, wie z.B. die Tage um ein geplantes Fest oder geplanter Umbauten, mit weniger Urlaubstage versehen,
- im Dezember sparsam Urlaubstage freigeben, da hier Resturlaube noch eingearbeitet werden könnten bzw. neue Mitarbeiter zum Jahresende hin auf Null zu bringen,

- ab etwa dem 15. Dezember keine Urlaube mehr eintragen – kurzzeitiges Krankwerden kann Resturlaube produzieren.

Jahresurlaub im Überblick

Wurden nun die zunehmenden Urlaube auf die Monate verteilt, muss das gesamte Jahr im Überblick betrachtet werden.

Januar	27 Urlaubstage	4 Reservetage
Februar	39 Urlaubstage	6 Reservetage
März	31 Urlaubstage	5 Reservetage
April	25 Urlaubstage	4 Reservetage
Mai	9 Urlaubstage	4 Reservetage
Juni	19 Urlaubstage	5 Reservetage
Juli	40 Urlaubstage	4 Reservetage
August	50 Urlaubstage	3 Reservetage
September	43 Urlaubstage	4 Reservetage
Oktober	18 Urlaubstage	6 Reservetage
November	32 Urlaubstage	4 Reservetage
Dezember	5 Urlaubstage	8 Reservetage
	Gesamtes Jahr 338 Urlaubstage	

Alle Mitarbeiter zusammen müssten 332 Urlaubstage über das Jahr hinweg verplanen, was mit 338 vorgegebenen Urlaubstagen möglich ist. Ein Puffer von 5 – 8 Tagen an zusätzlichen Urlaubsvergabetage gibt den Mitarbeitern bei der Urlaubsbesprechung Spielräume bei der Verplanung.

Sommerurlaub

Gerade die Urlaubsplanung ist meist ein heikles Thema. Jeder Mitarbeiter möchte so viel Freizeit wie möglich aus den Urlaubstagen herausholen. Außerdem möchte jeder da Urlaub nehmen, wo es ihm am besten passt. Bevorzugt wird hier der Sommer genommen oder zwischen Feiertagen wie Weihnachten und Neujahr. Bei der oben gezeigten Berechnung sollte deshalb darauf geachtet werden, dass von Mai bis September jedem Mitarbeiter die Möglichkeit gegeben wird, drei Wochen Sommerurlaub zu bekommen (egal ob drei Wochen im Stück, zwei Wochen und eine Woche oder drei Mal eine Woche verteilt, je nach Mitarbeiterwunsch). So ist gewährleistet, dass jede Pflegekraft gleichbehandelt wird und nicht aufgrund von „Neu im Team", „Kinderlos" oder „Schüchternheit" zurückstecken muss. Das Argument von Alleinerziehenden oder Familien, deswegen mehr Sommerurlaub zu benötigen, greift hier nicht, da in Deutschland 14 Wochen Ferien sind und der einzelne Mitarbeiter, egal welcher Hintergrund auch vorhanden ist, nicht mehr als sechs Wochen Urlaub hat. Ob die Sommerwochen Anfang oder Mitte Mai beginnen oder Mitte oder Ende September enden, entscheidet die Wochenverteilung aufgrund der Urlaubsberechnung. Sind aufgrund der Mitarbeiterstruktur viele Wochen vorhanden, wird der Zeitraum soweit zusammengekürzt, bis exakt die Wochenzahl der vorhandenen Mitarbeiter mal drei Wochen, erreicht wird. Im Gegenzug aber auch dementsprechend ausgedehnt.

6.3.2 // Einrichtung

Die oben errechneten Zahlen stehen am Ende der Urlaubsberechnung für alle vorhandenen Wohnbereiche zur Verfügung. Wichtig ist jetzt, die einzelnen Monatsüberschüsse miteinander zu vergleichen. Es kann bei der Berechnung durchaus vorkommen, dass einzelne Monate ins Minus gehen und andere Monate ein Übermaß an Urlaubstagen aufweisen. Durch das Verschieben von Außeneinsätzen der Schüler oder einen früheren oder späteren Wohnbereichswechsel dieser ist es möglich, den einen oder anderen Ausreißer in beiden Richtungen abzumildern oder auszugleichen. Ist dies damit nicht machbar, sollten die einzelnen Wohnbereiche so aufeinander abgestimmt werden, dass stets in der Einrichtung ein angemessener Überschuss an Tagen nach Abzug der Urlaube vorhanden ist. Hierfür kann durchaus ebenfalls mit den Zahlen gespielt werden. Vielleicht ist es sinnvoll, im Januar des Wohnbereichs eine Woche mehr Urlaub zur Verplanung freizugeben, da ein anderer Wohnbereich viele Überschusstage vorweist, während im Monat Februar vielleicht in der Einrichtung noch Überschusstage fehlen und durch das Verschieben in den Januar freigesetzt werden. Ein wohnbereichsübergreifendes Denken hilft hier, allen einen ausgewogenen Arbeitsalltag zu bescheren.

Beispiel für den Monat Januar und Februar

Januar		
Wohnbereich I	4 Überschusstage nach Urlaubsabzug	dann 4 Überschusstage
Wohnbereich II	15 Überschusstage nach Urlaubsabzug	dann 10 Überschusstage
Wohnbereich III	–1 Überschusstag nach Urlaubsabzug	dann 3 Überschusstage
Summe	**18 Überschusstage in der Einrichtung**	**dann 17 Überschusstage**
Februar		
Wohnbereich I	10 Überschusstage nach Urlaubsabzug	dann 10 Überschusstage
Wohnbereich II	–3 Überschusstage nach Urlaubsabzug	dann 2 Überschusstage
Wohnbereich III	7 Überschusstage nach Urlaubsabzug	dann 4 Überschusstage
Summe	**14 Überschusstage in der Einrichtung**	**dann 16 Überschusstage**

Am Beispiel wird klar, dass durch das Ausgleichen der einzelnen Urlaubsmonate in der Einrichtung zum einen in jedem Wohnbereich ein ausgeglichenes Verhältnis hergestellt wird und auch im gesamten Haus jeden Monat ein ähnlicher Anteil an Überschusstagen vorhanden ist. Dieses Vorgehen ist unbedingt notwendig, da die Wohnbereiche über das gesamte Jahr mit Krankmeldungen rechnen müssen, aber auch mit Schwankungen in der Belegung oder bei den Pflegegraden reagieren können sollten. Es soll den Mitarbeitern am Ende nicht nur ein sicherer, verlässlicher Dienstplan zur Verfügung gestellt werden, sondern auch eine dem Arbeitsanfall entsprechende Besetzung. Die Formel lautet, viel Überschusstage evtl. noch eine Urlaubswoche dazu ermöglichen, wenig Überschusstage bzw. Minusüberschusstage eine Woche Urlaub herausnehmen und nicht verplanen lassen und auf ein Überschussreiches Monat verschieben. Somit werden die Wohnbereiche und die späteren Dienstpläne ausgeglichen.

6.4 // Durchführung der Urlaubsplanung

„Urlaubszeit ist die schönste Zeit", diese Aussage ist häufig zu hören. Der Mensch braucht diese Ruhephasen, um Kraft zu tanken, Zeit mit seinen Liebsten zu verbringen, seinen Hobbys ungestört und ausgiebig nachgehen zu können. Egal wie der Einzelne den Urlaub gestaltet, es ist Zeit, die nicht von Gedanken an die Arbeit berührt wird, kein Dienstplan, der seine Pläne durchkreuzt. Diese Tage möchte jeder genau da nehmen dürfen, wann es seinen ureigenen Bedürfnissen entspricht. Wie wir bereits in diesem Kapitel kennenlernen haben, bedarf es einiger Regeln, schließlich ist es unsere oberste Pflicht, die Bewohner, die sich unserer Obhut anvertraut haben, zu versorgen und das an 365 Tagen und Nächten im Jahr. Der einzelne Mitarbeiter ist bereits durch die Berechnung der einzelnen Monate soweit eingeschränkt, dass dieser nach einer erfolgreichen Urlaubsplanung auch exakt nach der Planung gewährt werden muss, sprich ein genehmigter Urlaubsplan für ein Jahr steht. Die Vorarbeit schützt die Pflegekräfte davor, dass Unvorhergesehenes die Freude trübt.

Vorteile für den Mitarbeiter
- Nutzung von Frühbuchervorteilen,
- Sicherung des Urlaubszeitraums,
- drei Wochen Sommerurlaub,
- gemeinsame abgestimmte Familienplanung,
- gesicherte Kinderbetreuung,
- langfristige Planung von Freizeit möglich,
- keine zusätzliche Arbeitsbelastung durch Urlaubszeit.

Vorteile für den Betrieb
- Ausgeglichene Monatsabrechnungen,
- konstante Personalbesetzung,
- zufriedene Mitarbeiter,
- Planungssicherheit im Dienstplan,
- am Jahresende keine Resturlaube,
- keine Überstunden durch Urlaubsabbau.

Vorteile für den Bewohner
- Gleichbleibend hohe Qualität der Pflege,
- konstanter Mitarbeiterstamm,
- ausgeglichene Pflegekräfte

6.4.1 // Durchführungszeitraum der Urlaubsberechnung

Die Urlaubsberechnung wird im Juli eines Jahres als erstes durchgeführt. Es ist so früh notwendig, um das kommende Jahr bereits im Hinblick auf den September planen zu können. Die meisten Pflegeschulen beginnen im September jeden Jahres das neue Ausbildungsjahr. Dies bedeutet, dass zu diesem Zeitpunkt die Ausbildungsplanung der neuen Schüler stattfinden muss. Hierzu gehört auch, wann diese Schulblocks und Außeneinsätze haben und in welchem Zeitraum sie auf dem jeweiligen Wohnbereich eingesetzt werden. Ebenso beenden im August die neuen examinierten Pflegekräfte ihre Ausbildung und müssen den einzelnen Teams zugeordnet werden. Eine spannende Zeit, die Einfluss auf das kommende Urlaubsjahr und das Gelingen eines monatlichen Ausgleichs der Überschusstage in der Einrichtung hat. Der Mitarbeiter selbst bekommt von dieser frühen Planung meist nichts mit und wird erst im Spätherbst, etwa im November mit dem Thema Urlaubsplanung konfrontiert. Zwei bis drei Wochen vor Bekanntgabe der zu nehmenden Urlaubstage der einzelnen Wohnbereiche wird die im Juli vorgefertigte Planung auf den aktuellen Stand überarbeitet und angepasst.

6.4.2 // Urlaubsbesprechung

Die Urlaubsbesprechung findet im Rahmen der Wohnbereiche statt und die Teilnahme ist Pflicht für jeden Mitarbeiter. Pflicht daher, damit später niemand das gemeinsam erarbeitete Ergebnis anzweifeln kann oder sich übergangen fühlt. Im Dienstplan sollte diese Besprechung gesondert gekennzeichnet sein und mit Stunden hinterlegt.

Vorbereitung

Etwa zwei Wochen vor diesem Termin erhalten die Wohnbereichsleitungen eine doppelte Ausfertigung der einzelnen leeren Monatsdienstpläne mit Kennzeichnung der einzelnen Urlaubstage und spezieller Markierung der Sommerzeiträume. Wenn auch die einzelne Berechnung durch die Stationsleitungen vorgenommen wurde, der Abgleich des Hauses obliegt der Pflegedienstleitung. Durch dieses Vorgehen hat der Mitarbeiter bereits zu diesem Zeitpunkt die Möglichkeit abzugleichen, welche Zeiträume für jeden infrage kommen und wo eventuelle Engpässe auftreten könnten. In einem der beiden Exemplare kann mit Bleistift gekennzeichnet werden, welche Tage der Einzelne vorzugsweise hätte. Tun das alle Mitarbeiter, so erkennt man schnell, wo es schwierig werden könnte und wo noch Platz ist.

Regeln für die Urlaubsplanung

Wo immer viele Menschen aufeinandertreffen, bedarf es Regeln, an denen man sich orientieren kann. Gerade die Urlaubsplanung läuft nicht immer sachlich und frei von Emotionen ab. Von vornherein sollte jedem klar sein, dass nicht mehr als die geplanten drei Wochen Sommerurlaub genehmigt werden, jeder aber das Anrecht auf diese hat. Ebenfalls als fester Bestandteil sollte die Wochenendregelung sein, dass zu jeweils fünf Urlaubstagen ein Wochenende hinzukommt und erst ab drei Urlaubstagen Samstag und Sonntag dazuzählen. Dies ist sehr wichtig, denn sonst kommt es zum Dienstplanengpass, welchen die Mitarbeiter, die sich nicht im Urlaub befinden, ausgleichen müssen. Drei Wochenenden nacheinander Dienst wären keine Seltenheit. In kleineren Wohnbereichen mit vier bis fünf Fachkräften sollte die Regel bestehen, dass nur jeweils eine Fachkraft im Urlaub sein darf. Kann also in einer Woche nur ein Mitarbeiter in Urlaub gehen, so kann dies eine Fachkraft oder eine Hilfskraft sein. Können jedoch zwei Pflegekräfte die gleiche Woche nutzen, so kann es entweder eine Fachkraft und eine Hilfskraft sein oder eben zwei Hilfskräfte. Niemals jedoch zwei Fachkräfte, da der Dienstablauf ansonsten gefährdet wäre.

Anders ist es in sehr großen Wohnbereichen mit entsprechend mehr verfügbaren Fachkräften, da dürfen auch zwei Fachkräfte den gleichen Zeitraum gemeinsam arbeiten. Unabdingbar ist, dass alle Mitarbeiter der Teams gleichberechtigt teilnehmen und ob Schüler, Hilfskraft, Fachkraft oder neue Kraft, alle denselben Anspruch besitzen. Die Regeln der Urlaubsplanung sollten jedem Mitarbeiter bekannt sein und auch die Gründe dafür, so entsteht ein besseres Verständnis für diese Art der Planung.

Durchführung

In der Teambesprechung sitzen alle an einem Tisch. Glockenrufe und die Bewohnerversorgung sollten in dieser Stunde von Mitarbeitern anderer Teams durchgeführt werden, damit die Gruppe gut arbeiten kann und niemand übergangen wird. Die einzelnen Monate werden vorgelesen und auf Zuruf mit Bleistift dementsprechend gekennzeichnet. Konzentrieren sich die Wünsche auf bestimmte Wochen, so wird versucht, durch das Rutschen zur nächsten oder früheren Woche, das Ganze zu entzerren. Streiten sich zwei oder mehrere Mitarbeiter um den gleichen Zeitraum, so entscheidet das Vorjahr darüber. Hatte einer der Pflegekräfte dieselbe Zeit oder eine sehr ähnliche Zeit, so scheidet dieser aus und sollte ausweichen. Hatte keiner der Beteiligten dergleichen, so muss am Ende das Los entscheiden, wenn keine vernünftige Einigung stattfinden kann. Auf keinen Fall können mehr als die vorgegebenen Urlaubstage in den einzelnen Wochen und Monaten verbraucht werden, der Dienstplan und die Urlaubssicherheit wäre somit gefährdet. Auch würde die viele Vorarbeit zunichtegemacht und man würde wieder in die alten Strukturen zurückfallen. Bei der Urlaubsvergabe ist es auch wichtig, die Wochenenden nicht zu überlasten. Dürfen in der ersten Monatswoche drei Mitarbeiter Urlaub nehmen und auch in der zweiten, so können nicht alle das dazwischenliegende Wochenende für sich bestimmen. Auch hier müsste eine Aufteilung stattfinden, um auch im laufenden Jahr genügend Personal an den Wochenenden vorhalten zu können. Am Ende der Teambesprechung sollten dann alle Mitarbeiter alle Urlaubstage über das Jahr verplant haben. Das Aufheben von Urlaubstagen ist nicht gewollt und auch im Konzept nicht vorgesehen. Das nachträgliche Eintragen von Tagen ist nicht möglich, da die einzelnen Monate durch die durchgeführte Urlaubsberechnung und die Urlaubsbesprechung voll verplant sind. Ein derartiges Vorgehen würde lediglich Überstunden produzieren und am Ende des Jahres zu Resturlauben führen. Das Kalenderjahr ist auch Urlaubsjahr. Für den Mitarbeiter selbst spielt es keine Rolle, ob von April bis März geplant wird oder von Januar bis Dezember. Es spielt aber sehr wohl eine wirtschaftliche Rolle, wieviel Urlaub in Form von Geldwerten im Wirtschaftsjahr zurückgestellt werden müssen. Bevor sich wieder alle Mitarbeiter erheben und ihrem Alltag nachgehen, darf die Frage nicht fehlen: „Können alle mit ihrem geplanten Urlaub das nächste Jahr leben, oder geht jemand äußerst unzufrieden nach Hause?". Sollte das für eine Pflegekraft der Fall sein, müssen die einzelnen Monate nochmals mit allen durchgegangen werden und der Haken gesucht werden. Es sollte keiner unglücklich mit dem Geplanten sein, schließlich geht es um wichtige Erholungszeit und Freizeit.

Nachbereitung

Die gemeinsam erarbeitete Urlaubsplanung geht an die Pflegedienstleitung, welche die Berechnung und die Tage nochmals prüft. PDL oder Wohnbereichsleitung geben die geplanten Urlaubstage in den Computer ein und drucken jedem Mitarbeiter seinen fertigen Jahresplan in zweifacher Ausfertigung aus. Ein Exemplar bekommt die Pflegekraft und das zweite geht unterschrieben an den Verantwortlichen zurück. Dieses Vorgehen ist wichtig, da sich beim Übertrag auch mal ein Fehler einschleichen kann und durch die Unterschrift wird die Richtigkeit bestätigt. Die einzelnen Monatsformulare der Urlaubsbesprechung bleiben als Überblick in den Wohnbereichen. Die Mitarbeiter haben so auch zu einem späteren Zeitpunkt die Möglichkeit, einzelne Wochen untereinander zu tauschen, wenn sich beide einig sind. Der Tausch muss lediglich eins zu eins durchgeführt werden unter Berücksichtigung der Fachkraftregelung.

7 // Mitarbeiterwünsche

Wunschdienstpläne oder gleitende Arbeitszeit sind in der Pflege meist Fremdwörter. Als Pflegekraft ist es oft schwer, Einfluss auf den Dienstplan zu nehmen. Häufig werden private Belange kaum berücksichtigt und Wünsche können nur im Ausnahmefall gewährt werden. Soziale Kontakte bleiben deshalb nicht selten auf der Strecke. Der eigene Unmut steigt, gerade wenn man auf etwas verzichten muss, wo man gern mitmachen würde. Als Pflegekraft trifft dies nicht selten zu. Dabei ist in vielen Tarifverträgen das Einbeziehen der Mitarbeiter in den Dienstplan als fester Bestandteil verankert. Aber auch wenn das nicht der Fall ist, sollte Pflegekräften das Recht eingeräumt sein, Wünsche zu ihrem Dienstplan zu äußern, die sowohl an die Rahmenbedingungen als auch an eigene Bedürfnisse und ihr Privatleben angelehnt sind. Ist man als Mitarbeiter zufrieden, wird man diesen Zustand an die Bewohner weitergeben und für eine angenehme Wohnatmosphäre und gute Pflegequalität sorgen. Dies wiederum stärkt den Ruf des Hauses und sichert die Auslastung der Betten, was im Sinn jedes Arbeitgebers sein dürfte. Ein weiterer wichtiger Aspekt ist die Mitarbeitergewinnung. Können die Pflegekräfte am Dienstplan mitwirken und wird auf ihre Bedürfnisse eingegangen, so wird sich dies positiv auf die Bewerberzahl, aber auch auf eine kontinuierliche Stammbesetzung auswirken. Eingearbeitete und motivierte Kollegen erleichtern den Alltag und dies wirkt sich positiv auf die Wohnbereichsstimmung aus. Wer von Montag – Freitag zu geregelten Dienstzeiten seine Arbeit ableistet, kann über Monate seine freien Tage erkennen. Als Pflegekraft jedoch erhält man zur Monatsmitte den Dienstplan und kann maximal sechs Wochen vorausplanen. Umso wichtiger sollte dem Betrieb erscheinen, dafür Sorge zu tragen, dass zumindest vereinbarte Eckpfeiler eingehalten sind und geplante Termine wahrgenommen werden können. Der Dienstplan sollte mit dem Privatleben der Mitarbeiter verschmelzen und für beide Seiten ein Klima des Vertrauens und der Zuverlässigkeit schaffen. Alles, was in irgendeiner Form möglich gemacht werden kann, sollte auch umgesetzt werden und über Unmögliches sollte vernünftig und lösungsbezogen gesprochen werden.

7.1 // Festgelegte Rahmenbedingungen

Als Pflegekraft hört man immer wieder, dass Mitarbeiter flexibel sein müssen und die Arbeit auch zu ungünstigen Zeiten erledigt werden muss. Jeder, der sich für einen Pflegeberuf entschieden hat, weiß, dass auch am Wochenende, an Feiertagen und in der Nacht die Senioren versorgt werden müssen. Die wenigsten Pflegekräfte verweigern sich dem. Sie sind bereit einzuspringen oder in Notsituationen auszuhelfen, länger zu bleiben oder früher zu kommen. Dieser Einsatz kann und darf jedoch nicht zu Lasten der Gesundheit und/oder des Privatlebens gehen, welches als Ausgleich für die oft sehr psychisch belastende Tätigkeit wichtig ist. Nicht nur als Mitarbeiter ist man verpflichtet, seine Arbeitsleistung dem Betrieb zur Verfügung zu stellen, sondern auch der Betrieb hat eine Fürsorgepflicht den Angestellten gegenüber. Gerade weil bekannt ist, wie schwer der Beruf der Altenpfleger/-in ist, müssen Rahmenbedingungen festgelegt werden, um die vereinbarte Arbeitszeit ohne gesundheitliche Schäden ableisten zu können und private Bedürfnisse nicht auszuschließen. Diese Eckpfeiler, welche im Dienstplan unbedingt Berücksichtigung finden sollten, sollten nicht von der Führungsetage allein bestimmt werden. Eine Befragung der Mitarbeiter, wie ein guter Dienstplan aussehen würde, hilft bei der Findung von umsetzbaren Regeln. Nicht alles ist machbar und nicht alle Wünsche können in den Dienstplan einfließen. Wichtig ist jedoch, dass wichtige Bedürfnisse aufgenommen werden. Nicht für jedes Haus können oder müssen die gleichen Rahmenbedingungen aufgestellt werden. Eine unterschiedliche Mitarbeitermischung bringt sicherlich verschiedene Regeln hervor. Steht einmal ein derartiges Regelwerk, so sollte auf die Einhaltung auch geachtet werden. Ist es einmal nicht möglich, was eine Ausnahme darstellen muss, so sollte mit dem betreffenden Mitarbeiter Rücksprache gehalten und ihm die Gründe transparent dargestellt werden.

Beispiel für ein einzuhaltendes Dienstplanregelwerk

- Kein Mitarbeiter arbeitet mehr als sieben Tage hintereinander
  (wichtig für die Gesundheit und das Privatleben der Pflegekräfte).
- Maximal werden zwei Wochenenden hintereinander gearbeitet
  (wichtig für das Privatleben des Mitarbeiters).
- Am Jahresende hat jeder Mitarbeiter nicht mehr als 26 Sonntage gearbeitet
  (Gleichberechtigung der Mitarbeiter, Verlässlichkeit auf freie Sonntage – und zwar deshalb, da im Arbeitszeitgesetz ausschließlich von Sonntagen die Rede ist und nicht von Wochenenden. Arbeitet ein Mitarbeiter an einem Samstag und nicht an dem darauffolgenden Sonntag, zählt dieser nicht dazu, im umgekehrten Fall würde der Sonntag zählen, wenn auch der Samstag nicht gearbeitet worden wäre).
- Gleichmäßige Feiertagsverteilung auf alle Mitarbeiter im Jahr
  (Gleichbehandlung der Pflegekräfte, Verlässlichkeit auf freie Feiertage).
- *Zu jeder Urlaubswoche gehört ein Wochenende*
  (wichtig deshalb, damit die verbleibenden Mitarbeiter trotzdem freie Wochenenden bekommen können, auch wenn sie nicht Urlaub haben).
- Nach dem Urlaub wird mit einem Spätdienst begonnen
  (dies verlängert die Freizeit und gibt Mitarbeitern die Chance, auch am letzten Urlaubstag noch spät heimzukommen).
- Vor dem Urlaub wird mit einem Frühdienst aufgehört
  (dies verlängert den Urlaub um fast einen halben Tag).
- Kein Wechsel Spätdienst auf Frühdienst
  (als Mitarbeiter benötigt man ausreichend Ruhephasen, um sich anschließend wieder ausgeruht seinem anspruchsvollen Job zu widmen. Das Arbeitszeitgesetz fordert zudem eine zehnstündige Ruhepause).

- *Der geplante Urlaub steht über allem (er sollte verlässlich sein).*
- Nachtdienstnächte sind anschließende Frei-Tage *(Schichtarbeit gilt als gesundheitsschädlich, darum ist es wichtig, ausreichend Regenerationszeit nach der Nachtschicht zu haben).*
- Mündliche Vereinbarungen haben Gültigkeit *(was mündlich vereinbart wurde, muss verlässlich sein, da man sich als Mitarbeiter auf die Abmachung verlässt, z.B. bei der Kinderbetreuung).*
- Früh- und Spätdienste sind auf die Mitarbeiter gleichmäßig verteilt *(Gerechtigkeit – Ausnahme Mitarbeiter, die für nur eine Schicht eingestellt wurden).*
- Weihnachten/Neujahr sowie Ostern und Pfingsten verplanen die Mitarbeiter selbst *(Privatleben selbst gestalten).*

7.2 // Wunschheftregeln

Betrachtet man die oben aufgestellten Regeln, stellt man fest, dass es hierbei um Vorschriften für den Dienstplan geht, der niemanden benachteiligen oder bevorzugen soll, aber auch keinen Mitarbeiter überlasten darf. Völlig außer Acht gelassen wurde jedoch bisher die Tatsache, dass man auch als Pflegekräfte auf freie Zeit an bestimmten Tagen angewiesen ist. Längstenfalls kann über einen Zeitraum von sechs Wochen vorausgeschaut werden. Was aber passiert mit Facharztterminen, die häufig acht bis zwölf Wochen auf sich warten lassen, oder mit den Konzertkarten, die meist schon Monate vorher gekauft werden müssen? Für solch unvorhergesehene Dinge bzw. nicht planbare Ereignisse, ist es sinnvoll, ein Wunschheft im Wohnbereich ausliegen zu haben. In dieses können dann Wünsche eingetragen werden, um die Gewissheit zu erhalten, an dem speziellen Tag frei zu bekommen oder eine bestimmte Schicht ableisten zu können. Das Wunschheft sollte auf jeden Fall zum Pflichtheft für den Dienstplanschreiber werden. Eingetragene Termine müssen verlässlich wahrgenommen werden können, ohne Angst, doch nicht frei zu bekommen. Wenn das so ist, dass jeder seine Wünsche eintragen kann und die auch zwingend im Dienstplan ihre Umsetzung finden, muss auch hier geregelt werden, wie das Wunschheft verwendet werden darf. Ausgeschlossen werden soll, dass sich von vier Fachkräften drei im selben Wochenende frei wünschten. Der Dienstplanschreiber müsste entscheiden, wem er den Wunsch erfüllt und wem nicht, um die Dienste abzudecken. Das Wunschheft verlöre seine Verlässlichkeit, man selbst die Planungssicherheit. Planbares, wie der Einkaufsbummel mit der Freundin, der runde Geburtstag des Mannes, der des Kindes oder das Dorffest, haben in einem Wunschheft nichts verloren und sollten bereits mit der Urlaubsplanung abgedeckt sein. Das Mitarbeiterteam des Wohnbereichs ist eigenverantwortlich für die Einhaltung der Regeln verantwortlich. Gerade untereinander kann sich auf kurzem Weg besprochen werden, wenn z.B. zwei Kollegen das gleiche Wochenende „Wunsch frei" eingetragen haben. Ist dem Kollegen vielleicht der Sonntag wichtig, kann einem anderen vielleicht nur der Samstagabend wichtig sein, was das Wochenende entzerren würde. Da es nicht die Aufgabe des Dienstplanschreibers sein kann, bei den betreffenden Mitarbeiter herauszufinden, wer den wichtigeren Grund hat, muss von vornherein klargestellt werden, dass bei Nichteinhaltung des Regelwerkes nicht regelkonforme Wünsche gleichberechtigt gestrichen werden. Bei Überschneidungen sollten die Pflegekräfte mit gleichen Wünschen den Dienstplanschreiber kontaktieren, um im Ausnahmefall feststellen zu können, ob es eine Lösung des Problems geben kann. Es ist nicht jede Woche des Jahres gleich zu betrachten und auch die Wochenenden sind nicht immer gleichbleibend mit Urlaub belegt. Hier müssen individuelle Entscheidungen getroffen werden, was gewährt werden kann, ohne die Kollegen zu überlasten und den Dienstbetrieb zu gefährden.

Regelwerk der Wunschheftverwendung

- Nur ein Wunsch pro Mitarbeiter pro Monat
  (bei zu vielen Wünschen in den einzelnen Wohnbereichen würde dies den Rahmen sprengen und die Verlässlichkeit des Wunschheftes gefährden – ein Schreiben des Dienstplanes würde unmöglich, auch im Hinblick auf das Regelwerk Dienstplanschreiben).
- Ein Wunsch umfasst maximal zwei zusammenhängende Tage
  (mehr als zwei Tage kämen einer Urlaubsplanung gleich und würden die Verlässlichkeit des geplanten Urlaubs gefährden).
- Wünsche nicht mit dem Urlaub verbinden
  (der geplante Urlaub ist verbindlich – was in der Urlaubsplanung nicht möglich war, ist auch durch das Wunschheft nicht möglich. Eine Verlängerung des Urlaubs über das Wunschheft ist nicht möglich, auch im Hinblick auf das Regelwerk Dienstplanschreiben).
- Nur ein Mitarbeiter pro Tag möglich
  (hätten mehrere Mitarbeiter gleichzeitig am selben Tag frei, so käme es zum Personalunterhang und ein damit verbundener Qualitätsverlust).
- Keine Wünsche, die gegen das Arbeitszeitgesetz verstoßen
  (Ruhephasen sind im Arbeitszeitgesetz hinterlegt und müssen zwingend eingehalten werden).

8 // Dienstplan

Ab hier ist der Dienstplanschreiber bzw. der Vorgesetzte gefragt. Das Ergebnis langer Vorarbeit, bei welcher die Pflegekräfte mitgewirkt haben, wird nun zum Erfolgsrezept. Das einmal erstellte Personalkonzept zeigt haarklein auf, wie viel Sollminuten zur Bewohnerversorgung in der Tagschicht verwendet werden können, was für jede Pflegekraft aufgrund des gemeinsamen Aufbaus nachvollziehbar ist. Wird sich beim Schreiben des Dienstplanes an diese einmal aufgestellten gemeinsam erarbeiteten Regeln gehalten, ist die Entstehung von Überstunden nicht möglich. Für den Mitarbeiter bedeutet dies einen geregelten Alltag mit Arbeitsphasen, die nicht überlasten. Das Rahmenkonzept, welches angibt wann und zu welchem Zeitpunkt eine bestimmte Anzahl Mitarbeiter anwesend sind, ist vom Vorgesetzten einzuhalten. Eine Überschreitung würde Überstunden produzieren und eine Unterschreitung die Mitarbeiter überfordern bzw. eine qualitativ hochwertige Pflege verhindern. Als Mitarbeiter hat man also die Gewissheit, dass stets eine ordnungsgemäße Besetzung anwesend ist bzw. kann nachvollziehen, wenn es nicht so ist. Die Erstellung des Arbeitsplans gleicht einem Puzzlespiel, bei dem jedes Teil nur an einer bestimmten Stelle passt. So ist es auch mit Voll- und Teilzeitdiensten, die so angepasst werden müssen, dass ziemlich genau das errechnete Soll beim Bewohner ankommt. Die vorher großzügig vereinbarten Dienstzeiten machen dies möglich und bieten auch Spielraum, höhere Pflegegrade zu berücksichtigen oder bei niedrigeren Pflegegraden Zeit einzusparen. Immer zum Vorteil der Mitarbeiter, da kurzfristig nach Bedarf reagiert werden kann. Bei der Dienste-Verteilung muss ein gewisses Verständnis des Teams vorausgesetzt werden, da ein derartiges Dienstplanschreiben viel Überlegung bedarf.

8.1 // Tägliche Sollstunden

Um täglich stets genau die Sollstunden verplanen zu können und somit die Bewohnerversorgung zu optimieren, ist es nötig, vor dem Erstellen des Dienstplanes einen kurzen Checkup der Pflegegrade und der zu verwendenden Pflegegrade des Wohnbereichs durchzuführen (siehe Kapitel 4). Der Arbeitsplan wird in der Regel zur Mitte des laufenden Monats für den kommenden Monat aufgelegt. Geht man davon aus, dass das Schreiben ebenfalls noch etwa fünf Tage in Anspruch nimmt, so kann man von einer Vorausplanung von sechs bis sieben Wochen sprechen. Solange ist es kaum möglich, alle Eventualitäten einzuplanen. Leere Betten sollten prospektiv betrachtet werden, sprich die zukünftig geplante Bettenbelegung mit dem entsprechenden Pflegegrad bereits Berücksichtigung finden. Dies ist zwingend nötig, da der Dienstplan beim Schreiben ein möglichst realistisches Bild wiedergeben soll. Das Wissen darüber, was passiert und wie die aktuelle Lage im Haus ist, ist äußert wichtig für den Dienstplanschreiber. Schließlich soll er vorrausschauend planen und spätere Veränderungen vermeiden. Auch der Bettenwechsel sollte durch eine Mischkalkulationsrechnung mit einfließen. Sind für Leerstände noch keinerlei Nachzüge geplant, sollte wiederum mit Augenmaß geplant werden. Stehen von 30 Betten 10 leer, kann nicht davon ausgegangen werden, diese innerhalb von ein paar Wochen voll zu bekommen. In diesem Fall sollten sich auf Erfahrungswerte in der Bettenbelegung gestützt werden. Ist es realistisch, vier neue Heimbewohner zu gewinnen, sollten diese zur Vorsicht nur mit dem Pflegegrad I mit einkalkuliert werden. Stehen wiederum nur ein Bett oder vielleicht zwei Betten leer, ist es sinnvoll, diese im Dienstplan so zu bewerten, als wären sie mit zwei Bewohnern des Pflegegrades I belegt. Spätere Einzüge bringen, wenn nach diesem Muster vorgegangen wird, keine größeren Unterbesetzungen im Wohnbereich hervor. Die Mehrminuten durch die Aufnahme eines Seniors des Pflegegrades II statt des Pflegegrades I ist trotzdem noch handhabbar, da bereits eine Zeit hinterlegt wurde, wenn auch geringfügig weniger. Während diese kleineren Schwankungen im laufenden Geschäft hingenommen werden müssen, kann die Aufnahme von sehr zeitaufwändigen Bewohnern trotz intensiver Planung den Rahmen sprengen. In diesem Fall gibt es Möglichkeiten, diesem Wohnbereich unter die Arme zu greifen bis zur Erstellung des nächsten Plans (siehe Kapitel 9). Auch hier sollte das Wohnbereichsteam nicht allein gelassen werden.

8.2 // Auszubildende

Bevor mit dem Dienstplanschreiben begonnen werden kann, muss im Betrieb festgelegt werden, wie und wann die Schüler eingesetzt werden. Auch in Einrichtungen, welche die Schüler refinanziert bekommen und somit nicht am Stellenschlüssel aufgerechnet werden, müssen die Schüler praktische Arbeit ableisten und Lehrinhalte vermittelt bekommen. Der Einsatz von Auszubildenden sollte immer in der Einrichtung standardisiert werden. Zum einen sind die Schüler von heute unsere Fachkräfte von morgen, von denen wir eine qualifizierte, qualitativ hochwertige Arbeit erwarten. Wer in seiner Ausbildung einen hohen Standard erlebt und Unterstützung erfahren hat, der wird diese Erfahrung an zukünftige Lehrlinge weitergeben. Seniorenheime, die in die Ausbildung investieren, werden keinerlei Fachkraftgewinnungsprobleme haben, aber auch nicht über einen Qualitätsverlust klagen müssen. Dies basiert zum einen darauf, dass junge Menschen, die sich während der Lehrzeit gut aufgehoben fühlten, auch nach Ablegung des Examens gern im Betrieb bleiben und zum andern, dass die Branche miteinander spricht, d.h. Schüler werben Schüler an und Pflegekräfte andere Pflegekräfte. Die Personalgewinnung beginnt also bereits bei der Ausbildung und nicht erst mit der Stellenausschreibung. Jeder einzelne Mitarbeiter ist gefordert, den Schüler durch die Dienstplanberücksichtigung gut anzulernen und es ihm zu ermöglichen, Lerninhalte zu vertiefen. Das Verständnis von Fach- und Hilfskräften ist wichtig, dass der Auszubildende mehr Zeit für die Arbeiten benötigt, was sich im Dienstplan widerspiegeln muss.

8.2.1 // Ausbildungsplanung

Bei der Ausbildungsplanung spielen verschiedene Faktoren eine Rolle. Die Hausgröße und die Schüleranzahl stellen mit Sicherheit die bedeutendsten Punkte dar. Werden also in einer kleinen Einrichtung viele Auszubildende untergebracht, stellt die Dienstplangestaltung eine Herausforderung dar, die sehr viel Vor- und Detailplanung voraussetzt. Anders ist es, wenn sehr wenig Schüler in einer großen Einrichtung ausgebildet werden. Diese fallen kaum auf, da die Fremdeinsätze und die Schulblocks einen nicht unerheblichen Teil der Arbeitszeit verschlingen. Aber egal, wie viele Lehrlinge und wie viele Wohnbereiche mit entsprechender Größe vorhanden sind, immer ist eine Planung notwendig. Sinnvoll ist hierfür ein Jahresüberblick der gesamten Ausbildungszeit, in dem genau erkannt wird, wo sich die einzelnen Schüler der verschiedenen Jahrgänge, zu welchem Zeitpunkt befinden. Überlappungen von gleichen Kursen auf den Stationen sind dabei zu vermeiden. Sind also pro Ausbildungsjahr drei Mitarbeiter vorhanden und stehen gleichzeitig drei Wohnbereiche zum Einsatz zur Verfügung, sollte aus jedem Lehrjahr ein Auszubildender auf Station eingesetzt werden. Es ist nicht unbedingt nötig, einen Rahmenplan zu erstellen, der z.B. aussagt, dass die Lehrlinge des Kurses I immer auf dem Wohnbereich I und II eingesetzt werden müssen. Vielmehr spielen die aktuellen Bedingungen eine Rolle. Benötigt eine Station aufgrund von anspruchsvollen Bewohnern mehr Hände als die Nettostunden hergeben, würde es Sinn machen, gerade hier einen Schüler des ersten Kurses einzusetzen. Dieser übernimmt grundpflegerische Aufgaben, die dem Stammpersonal mehr Spielraum im Umgang mit den Bewohnern geben. Fehlen jedoch Arbeitstage, weil eine Mitarbeiterin monatlich einige Tage auf Weiterbildung verbringt, könnten diese fehlenden Tage mit einem dritten Kurs-Schüler aufgefüllt werden. Eine einmal angefertigte Vorplanung für drei Jahre heißt nicht, dass diese unumstößlich ist. Gerade an den Schnittstellen zum Außeneinsatz Ambulant oder zur Ableistung der Gerontostunden können Einsätze auf den Wohnbereichen verlängert oder Fremdeinsätze vorgezogen werden, je nach der jeweiligen aktuellen Situation. Was aber auf keinen Fall stattfinden darf, ist ein häufiges Umherschieben der Auszubildenden auf den verschiedenen Wohnbereichen. Wurde sich für einen Einsatz entschieden, sollte dieser auch nach der Planung stattfinden. Um den Lehrlingen auf jeden Fall die Möglichkeit zu geben, während der Ausbildungszeit viele Erfahrungen zu sammeln, sollten, wenn es sich irgendwie einrichten lässt, mindestens zwei Wohnbereiche gesehen worden sein. Im letzten Jahr der Ausbildung sollten alle Fremdeinsätze abgeschlossen sein, damit sich der Schüler auf die bevorstehende Prüfung vorbereiten kann. Er kennt die Struktur des Wohnbereichs, seine Bewohner und die Kollegen, was optimale Voraussetzungen für einen gelungenen Abschluss schafft.

Beispiel für einen Schülereinsatzplan

Jahreszahl	2016	2017	2018
Schüler Kurs I	1 2 3 4 5 6 7 8 9 10 11 12	1 2 3 4 5 6 7 8 9 10 11 12	1 2 3 4 5 6 7 8 9 10 11 12
Schüler Kurs I	1 2 3 4 5 6 7 8 9 10 11 12	1 2 3 4 5 6 7 8 9 10 11 12	1 2 3 4 5 6 7 8 9 10 11 12
Schüler Kurs II	1 2 3 4 5 6 7 8 9 10 11 12	1 2 3 4 5 6 7 8 9 10 11 12	
Schüler Kurs II	1 2 3 4 5 6 7 8 9 10 11 12	1 2 3 4 5 6 7 8 9 10 11 12	
Schüler Kurs III	1 2 3 4 5 6 7 8 9 10 11 12		
Schüler Kurs III	1 2 3 4 5 6 7 8 9 10 11 12		
Schüler Kurs I		1 2 3 4 5 6 7 8 9 10 11 12	1 2 3 4 5 6 7 8 9 10 11 12
Schüler Kurs I		1 2 3 4 5 6 7 8 9 10 11 12	1 2 3 4 5 6 7 8 9 10 11 12
Schüler Kurs I			1 2 3 4 5 6 7 8 9 10 11 12
Schüler Kurs I			1 2 3 4 5 6 7 8 9 10 11 12

Grau steht für den Einsatz in einem Wohnbereich (werden die einzelnen Wohnbereiche mit Farben hinterlegt, kann auf einen Blick erkannt werden, wo sich wer im Einsatz befindet. Auch hier können dann Verschiebungen stattfinden, damit eine gleichmäßige Verteilung gewährleistet wird).

Blau steht für einen Außeneinsatz (Gerontostunden, ambulante Stunden, evtl. Krankenhauseinsätze).
Zahlen stehen für die Ausbildungsmonate des jeweiligen Ausbildungsjahrs.

Die Übergänge von Außeneinsätzen und Wohnbereichsdienst und umgekehrt können so verschoben werden, dass es der jeweiligen Situation des Hauses entspricht und nicht durch den Weggang von Schülern zu den Fremdeinsätzen große Lücken entstehen. Dies passiert häufig, wenn diese im Stellenplan angerechnet sind. Umso wichtiger werden aber gerade dann eine intensive Vorplanung und ein strategisch gutes Konzept. Lehrlinge kommen manchmal aus den eigenen Mitarbeiterreihen oder haben im Vorfeld eine einjährige Ausbildung absolviert. In einem solchen Fall ist es zu empfehlen, den Fremdeinsatz Ambulant vorzuziehen, also mit diesem die Ausbildung zu beginnen, um dem Mitarbeiter den Abstand zum Betrieb zu ermöglichen. Im Außeneinsatz wird er als Schüler wahrgenommen, was nicht der Fall wäre, führte er den alten Rhythmus weiter. Mit etwas Abstand (400 Ambulante Stunden entsprechen etwa vier bis sechs Monaten) kommt dieser, sich bereits in der Rolle des Auszubildenden eingefunden, zurück. Der alte Betrieb wird diesen jetzt in seiner neuen Position wahrnehmen und die alten Kollegen werden von diesem nicht mehr verlangen als von anderen Auszubildenden.

8.2.2 // Auszubildende nicht im Stellenplan

Sind die Auszubildenden nicht im Stellenplan enthalten, wurden diese bei der Nettostundenberechnung nicht berücksichtigt. Betrachtet man aus dieser Perspektive die im Beispiel 4.2 errechneten täglichen Nettostunden, würden die Schülerstunden oben draufkommen. Die Ressourcen sollten so geplant werden, dass nicht an einem Tag drei Schüler anwesend sind und an einem anderen gar kein Schüler vor Ort ist. Ein Einsatzplan, wie er unter 8.3.1 dargestellt ist, ist auch hier nötig. Diesen Luxus, den Schüler wie auch die Pflegekräfte durch die Nichtanrechnung der Auszubildenden erhalten, kann trotzdem sinnvoll genutzt werden. So könnten gerade an Tagen, die mit zwei bis drei Stunden Sondertätigkeiten einzelner Mitarbeiter belegt sind (z.B. Morgenrunden, Leitungstreffen, Pflegeplanungsstunden usw.) mit zusätzlichen Lehrlingen unterstützt werden. Gerade im zweiten und dritten Ausbildungsjahr spart dies Stunden des Stammpersonals, die zu einem späteren Zeitpunkt eingesetzt werden können oder Überstunden reduzieren helfen.

8.2.3 // Auszubildende im Stellenplan

Anders stellt es sich dar, wenn die Auszubildenden im Stellenplan bereits angerechnet wurden. Im Beispiel des Kapitels 4.2 mit seinen 28,94 Sollstunden täglich sind demnach auch Lehrlinge enthalten. Hier muss man wissen, dass Schüler nicht 1 zu 1 im Stellenplan stehen, sondern mit einem geringeren Anteil, je nach Träger von 0,20 Stellenanteile bis 0,33 Stellenanteile, angerechnet werden. Bei der Nettostundenberechnung wurde jedoch von Vollzeitstellen ausgegangen. Durch den Abzug von Fremdensätzen, Urlaub und Schulblöcken bleiben in etwa 40 % einer vergleichbaren Pflegekraft an Arbeitszeit im Haus vorhanden. Anders als bei Schülern, die oben draufkommen, können diese nicht für zusätzliche Hände in den Wohnbereichen sorgen. Ihre Arbeitskraft ist angerechnet und bedarf der genauen Planung. Die Differenz der Anrechnung auf den Stellenplan und die tatsächlich erbrachte Arbeitszeit muss umso intensiver für Anleitung und Begleitung genutzt werden.

8.2.4 // Zeitlicher Einsatz der Auszubildenden

Ob nun angerechnet oder nicht sollte bei den Lehrinhalten keine Rolle spielen. Am Ende der Ausbildungszeit sollte es grundsätzlich möglich sein, die frisch gebackene Fachkraft im Wohnbereich einsetzen zu können. In jedem Ausbildungsjahr werden andere Anforderungen gestellt. Während im ersten Lehrjahr die Gewichtung stark auf der Grundpflege liegt, wird im zweiten Jahr die Behandlungspflege vermittelt. Medikamente und die spezielle Pflege kommen erst im dritten Ausbildungsjahr hinzu. In der praktischen Ausbildung sollte sich genau hieran orientiert werden. Es empfiehlt sich, die Auszubildenden entsprechend der Ausbildungsjahre einzusetzen, und dies entsprechend in einem Standard festzuschreiben. Durch die Festlegung der Dienstzeiten sollte es möglich sein, gemäß dem Ausbildungsstatus den Einsatz vorzugeben. Begleittage oder Stunden durch Mentoren sowie die Unterstützung von schriftlichen Arbeiten sollten stets im Dienstplan zusätzliche Berücksichtigung finden. Unter Kapitel 2.3 wurden hierfür Stunden herausgerechnet.

Kurs I

Schüler des ersten Kurses kommen in der Regel von Mittelschulen, Realschulen oder Sozialpflegeschulen. Bis auf wenige Ausnahmen kann keinerlei pflegerisches Grundwissen vorausgesetzt werden. Sind die Auszubildenden sehr jung, kann auch nicht auf Familienwissen zurückgegriffen werden. Kurze Vor-Praktika stellen keine Grundlage dar. Auch fehlt noch der schulische Hintergrund dessen, welches im Alltag benötigt wird. Betrachtet man den Lerninhalt, der grundpflegerisches Wissen vermittelt, macht es wenig Sinn, den Schüler in die Nachmittagsschichten einzuteilen. Die Grundpflege findet hauptsächlich morgens statt, und genau da sollte auch der Einsatz stattfinden. Zudem sind in der Regel die Spätdienste dünner besetzt als die Frühdienste, so dass auch hier weniger Anleitung und Begleitung stattfinden kann. Die Einarbeitungszeit muss dem Stand angepasst sein und sollte aufgrund der Blockunterbrechungen mindestens vier Monate betragen. In dieser Zeit läuft der praktische Einsatz außerhalb der berechneten Nettozeit und der Schüler bekommt Zeit, sich im Wohnbereich zu orientieren und sein schulisches Wissen langsam anzuwenden. Im Anschluss daran sollte eine Steigerung der Aufgaben stattfinden. Der Auszubildende sollte in der Lage sein, die Tätigkeiten einer Vier-Stunden-Kraft in Vollzeit zu erledigen. Also würden von den im Beispiel errechneten 28,94 Stunden täglichem Einsatz vier Stunden vom Schüler erbracht, obwohl dieser eine Vollzeitschicht im Dienstplan hinterlegt hat. Ein ähnliches Verfahren kann mit Jahrespraktikanten, Bundesfreiwilligendienstlern usw. angewandt werden. Auch bei Auszubildenden der einjährigen Helferausbildung macht es Sinn, so vorzugehen.

Einsatz eines Schülers Kurs I

- Nur Frühschicht,
- vier Monate ohne Berechnung auf die Nettoarbeitszeit,
- Vollzeit-Dienstzeit, aber nur vier Stunden anrechnen auf Nettoarbeitszeit.

Kurs II

Schüler des zweiten Ausbildungsjahres haben bereits Pflegeerfahrung gesammelt und können auf das Schulwissen eines Jahres zurückgreifen. In der täglichen Arbeit sollte sich bereits eine gewisse Routine eingestellt haben. Hier ist der einzelne Schüler zu betrachten. Benötigt er noch etwas länger Zeit, sich zurecht zu finden, oder kann bereits mit Beginn des neuen Schuljahres der nächste Schritt genommen werden. Auf jeden Fall sollte in den nächsten vier Monaten darauf hingearbeitet werden, dass jeder Auszubildende in der Lage ist, die Tätigkeiten von sechs Stunden in Vollzeit zu erledigen. Im zweiten Kurs werden also, nach einer entsprechenden Übergangszeit, sechs Stunden von den berechneten Nettostunden abgezogen. Schaut man sich die Lerninhalte des zweiten Lehrjahres an, bedarf es wieder Frühdienste, um die Behandlungspflege ausführen zu können.

Einsatz eines Schülers Kurs II

- Nur Frühdienst,
- vier Monate Steigerungszeit,
- Vollzeitdienste, aber nur sechs Stunden anrechenbar auf Nettoarbeitszeit.

Kurs III
Im letzten Lehrjahr sollte auf das Examen hingearbeitet werden, um letztendlich einen gut qualifizierten Mitarbeiter zu bekommen. Im ersten Halbjahr sollten alle Schichten übernommen werden können. Die Anrechnung auf die Nettoarbeitszeit sollte nach einer kurzen Übergangsfrist von maximal zwei Monaten voll stattfinden. Im zweiten Halbjahr werden nach und nach die Aufgaben der examinierten Pflegekraft übernommen, immer im Hintergrund eine Fachkraft stehend.

Einsatz eines Schülers Kurs III

- Alle Schichten,
- kurze Übergangszeit von maximal zwei Monaten,
- Vollzeitdienste werden als solche auf die Nettoarbeitszeit angerechnet.

8.2.5 // Dienstplan Schüler

Generell gelten bei den Schülern zu den normalen Regeln der Dienstplangestaltung noch weitere Standards. Schließlich stehen Auszubildende nicht immer zur Verfügung, weil sie Schultage und Außeneinsätze ableisten müssen.

Regeln für Schülereintragung im Dienstplan
- An Schultagen findet keine Pflegearbeit statt.
- An Praxisbesuchstagen wird keine Regelarbeit auf Station durchgeführt (zusätzlich im Dienstplan).
- An blockfreien Wochenenden findet keine Diensteinteilung statt.
- Schultage gelten als Arbeitstage (nicht mehr als sieben Tage in Folge Dienst).
- Vor Praxisbesuchstagen Frühschicht zur Vorbereitung.
- Keine Rückholung (auch nicht für Einzeltage) aus Außeneinsätzen.

Diese Regeln bedürfen selbstverständlich ein Grundverständnis der Teamkollegen, dass Schüler nicht normale Arbeitskräfte sind, sondern ihnen Wissen und Können vermittelt werden soll.

8.3 // Grundgerüst

Der Dienstplanschreiber hat einen schweren Job. Es ist nicht möglich, jedem seinen Wunschplan zu schreiben, wobei hier jeder Mensch andere Bedürfnisse hat. Als Mitarbeiter sollte man hier die Hürden des Schreibens erkennen und Verständnis dafür haben, dass nicht jeder Arbeits- oder freie Tag im Monat genau seinen Vorstellungen entsprechen kann. Am Anfang liegt ein leerer Plan mit Namen, Berufsbezeichnung etc. vor, den es zu füllen gilt. Um jedoch überhaupt mit der eigentlichen Arbeit des Dienstplanschreibens beginnen zu können, müssen einige fixe Termine bzw. Planbares eingetragen werden. Unter Kapitel 2.3 wurden einige Tage vom Betrieb festgelegt, die nun ihrer Bestimmung nach Anwendung finden müssen, um die Qualität stets auf einem hohen Niveau zu halten. Nicht an jedem Tag stehen alle Mitarbeiter zur Verfügung, um Pflegetätigkeiten auszuführen. Pflegedienste können aber erst verteilt werden, wenn der Rahmen steht und man weiß, welche Zeiträume zur Tagdienstabdeckung überhaupt noch übrigbleiben. Schnell wird sich herausstellen, dass nach Eintragung der Rahmenzeiten ein Lückengebilde entsteht, welches nicht immer leicht zu füllen ist. Schließlich sind auch noch Ruhezeiten der Mitarbeiter und der Pflichtenkatalog des Dienstplanschreibers zu berücksichtigen.

Rahmenerstellung

Urlaub	U –	für Urlaub
Wunschheft	XW –	für Frei auf Wunsch
Fort- und Weiterbildungstage, Seminartage	FO –	für Fortbildung
Besprechungstermine	LB –	für Leitungsbesprechung oder Besprechung
Personalrat Termine	PR –	für Personalrat
Geplantes Krank (z.B. geplante Operationen, bekannte Kur- und Reha-Aufenthalte, über den laufenden Dienstplan hinausgehendes Krank)	GK –	für geplantes Krank od.
	KoL –	für Krank ohne Lohnfortzahlung
Nachtdienst falls vom Wohnbereich erbracht wird (eingestreuter Nachtdienst)	*ND –*	*für Nachtdienst*
Schüler haben Blockunterricht oder Einzeltagesschule	*B –*	*für Berufsschule*

Die angegebenen Kürzel sind im Beispieldienstplan zum besseren Verständnis blau unterlegt und können später individuell für jedes Haus selbst festgelegt werden.

8.4 // Verteilung der Dienste

Es wurde in den vergangenen Kapiteln viel gerechnet und Abläufe optimiert, aber erst jetzt kann der Dienstplan erstellt werden. Trotzdem darf nicht nach altem Muster, wie z.B. die Lücken einfach mit den Diensten zu füllen, vorgegangen werden. Um dies tun zu können, müssen die

Nettobettstunden und deren Verteilung betrachtet werden. Im Beispielhaus wurden 28,9 Stunden täglich zur Verwendung errechnet. Diese Stunden dürfen nun selbstverständlich nicht über- oder unterschritten werden. Die Dienste sollten sich sehr nah an den zur Verfügung stehenden Nettostunden orientieren. Hierfür werden Schichtstärken festgelegt, und mit Dienstzeiten aus dem genehmigten Pool hinterlegt.

Variante I

Frühdienst	Fachkraft	1	7,8 Stunden	F1	V
Frühdienst	Hilfskraft	1	5,0 Stunden	F3	T
Frühdienst	Hilfskraft	1	2,5 Stunden	F4	T
Spätdienst	Fachkraft	1	5,8 Stunden	S2	T
Spätdienst	Hilfskraft	1	7,8 Stunden	S1	V
Gesamtstunden über den Tag verteilt			**28,9 Stunden**		

Variante II

Frühdienst	Fachkraft	1	5,8 Stunden	F2	T
Frühdienst	Hilfskraft	1	7,8 Stunden	F1	V
Frühdienst	Hilfskraft	1	2,5 Stunden	F4	T
Spätdienst	Fachkraft	1	7,8 Stunden	S1	V
Spätdienst	Hilfskraft	1	5,0 Stunden	S3	T
Gesamtstunden über den Tag verteilt			**28,9 Stunden**		

T=Teilzeitdienste, V = Vollzeitdienste

In beiden Varianten wird schnell klar, dass sich Voll- und Teilzeit mit Hilfskraft in Früh- und Spätdienst abdecken. Es muss also nicht die Teilzeit-Fachkraft nur Spätdienst machen, währen die Vollzeit Fachkraft immer Frühdienst hat. Ebenso bei den Hilfskräften. Da der kurze Dienst nur 2,5 Stunden hat, kann hier auch eine 20-h-Wochenkraft Spätdienste mit 5,0 Stunden übernehmen. Sie würde trotzdem nicht die 5-Tage-Woche unterschreiten. Das eigentliche Dienstplanschreiben erfolgt vorerst nur mit der Verteilung von T-Diensten (Teilzeitdienste) und V-Diensten (Vollzeitdienste). Dies bedeutet, dass die Vollzeitkraft erst einmal nur V-Dienste ohne Schichtverteilung bekommt und die Teilzeitkraft entsprechend nur T-Dienste. Der Sinn dahinter ist, dass sich Früh- und Spätdienste schlechter in das oben vorgegebene Stundenfenster einbringen lassen bzw. dies auch viel mehr Berechnungen bedarf. Es ist also von vornherein klar, dass nach dem oben ausgearbeiteten Beispiel immer zwei Mal V und drei Mal T eingetragen werden muss. Einfacher ist es, anschließend ebenfalls T-Dienste mit T-Diensten auszutauschen, da hier nicht auf Ruhezeiten und auf die blockweise Vergabe von gleichen Schichten geachtet werden muss. Es ist bei der Verteilung darauf zu achten, die Dienstplanschreiberregeln einzuhalten. Beim Schreiben wird schnell erkennbar sein, dass ein Rest an Arbeitstagen vorhanden ist. Diese übrigen Tage sollten nicht einfach zusätzlich eingetragen werden, weil es schön ist diese Arbeitszeit zu haben. Entstanden sind diese Überschüsse aus dem abgezogenen Krank und den noch nicht eingetragenen Sondertagen. Die zusätzlichen Frei-Tage sollten so verteilt werden, dass erst einmal alle, die noch zusätzliche Arbeitstage wie z.B. Leitungstage haben, einen Frei-Tag dazubekommen. Die noch übriggebliebenen Stunden können den Überstunden entsprechend verteilt werden. Es sollte generell ein gleichmäßiger Abbau betrieben werden. Nach diesem Verfahren des Dienstplanschreibens werden zuerst alle Wohnbereiche nacheinander geschrieben. So können die Sondertage sowie das im nächsten Kapitel beschriebene Ausfallsmanagement gut auf die Wohnbereiche verteilt werden.

Erklärung Rohfassung

- Am Anfang dieses Musterdienstplanes stehen die Namen mit ihren dazugehörigen Wochenstunden. Werden alle Mitarbeiter zusammengerechnet, kann man feststellen, dass genau 8,8 Stellen verbraucht wurden, die für diesen Wohnbereich unter Kapitel 4.3 errechnet wurden (Schüler und 450-Euro-Kraft je 0,3 Stellenanteile).
- Die Schulblocks der Schüler wurden dunkelblau hinterlegt und die Schultage mit B für Blockschule gekennzeichnet.
- Alle Sondertage, die einen bestimmten Termin innehaben, wurden blau gesetzt.
- Die abzuleistenden Nachtdienste wurden ebenfalls blau gesetzt.
- Geplantes Krank (z.B. OP-Termin) und Mitarbeiter, die bereits aus der Lohnfortzahlung herausgefallen sind, wurden blau gesetzt.
- Am linken Rand wurden die anfangs zu verplanenden Bruttotage vermerkt. Hiervon wurden z.B. bei der Stationsleitung drei Tage abgezogen, da sie zwei Leitungstage und einen Besprechungstag erhält (aus ursprünglich 21 Bruttotagen wurden 18 Betteinsatztage). Die fehlenden Tage der Hilfskräfte sind Puffertage für Fortbildungen und entstandene Mehrarbeitszeit aufgrund ihrer Teilzeit. Im Block eins wurden die Fachkraftnettotage zusammengerechnet und die Monatstage mal zwei abgezogen (Fachkraft Frühdienste 31 Tage und Fachkraft Spätdienst 31 Tage). Im zweiten Block wurde mit den Hilfskräften ebenso verfahren. Es wurden demnach zwei Frühdienste und zwei Spätdienste jeweils mit einer Fach- und Hilfskraft besetzt errechnet. Nach unserem Ausgangsplan benötigen wir jedoch drei Mitarbeiter im Frühdienst und nicht nur zwei. Im dritten Block wird davon ausgegangen, dass noch ein Frühdienst fehlt, unabhängig welche Schicht später eingetragen wird (Nettobettstunden – 31 Tage). Die Schüler werden zwar für den Dienstplan nach oben erklärtem Schema eingearbeitet, jedoch sind bereits alle Schichten berechnet und es können diese Tage eins zu eins übernommen werden. Zählt man nun die Resttage zusammen, so erhält man die Summe der nehmbaren Urlaubstage abzüglich der abzuleistenden Nachtstunden laut Stellenaufrechnung Kapitel 4.3.
- Die zu vergebenen Urlaubstage wurden ganz unten grau mit Zahlen hinterlegt. Wie bereits im Kapitel Urlaub beschrieben, können nicht alle Tage zum Verplanen zur Verfügung gestellt werden, um später noch Spielräume für Unvorhergesehenes und Krankmeldungen zu haben.
- Die geplanten Urlaube wurden mit dunkelgrauen Blocks untermalt.

Name	1	2	3	4	5	6	7	8	9	10	11	12	13	14	15	16	17	18	19	20	21	22	23	24	25	26	27	28	29	30	31	Tage	Urlaub
Stationsleitung	X	X	LB	V	V	V	U	U	U	U	U	X	X	U	U	U	U	U	X	X	V	X	X	V	V	V	V	XW	X	X	X	18	
Fachkraft VZ																																	
stelv. Stationsl.	V	V	V	V	X	X	X	X	V	X	X	V	V	V	X	X	V	V	V	V	V	X	X	V	V	X	X	X	X	V	V	19	
Fachkraft VZ																																	
Fachkraft	U	U	U	U	X	X	V	V	X	V	V	V	V	X	V	V	V	V	V	V	X	V	V	X	X	X	X	V	V	V	X	20	
VZ																																	
Fachkraft	T	T	T	X	T	T	T	T	T	T	T	X	X	T	T	T	T	X	X	X	X	V	V	X	X	T	T	T	T	X	T	20	
TZ 30h / Woche																																	
																																77	15
Hilfskraft	U	U	U	U	X	X	V	V	V	V	V	X	X	X	X	ND	ND	ND	ND	ND	X	X	X	X	X	V	V	X	X	ND	ND	21	
Vollzeit																																	
Hilfskraft	V	V	ND	ND	ND	ND	ND	X	X	X	X	X	X	V	V	V	PR	T	T	T	U	U	U	U	X	X	X	V	V	X	V	20	
Vollzeit																	7,8																
Hilfskraft	KoL	KoL	KoL	KoL	X	X	T	T	X	X	X	X	X	U	U	U	U	U	X	X	U	U	U	U	X	T	T	ND	ND	X	X	20	
TZ 25h / Woche																																	
Hilfskraft	X	X	V	X	X	X	T	T	T	X	X	T	T	FO	X	X	T	T	T	T	T	T	X	T	T	X	X	X	U	U	U	20	
TZ 25h / Woche														5,0																			
																																81	19
Hilfskraft	X	T	T	T	T	T	X	X	X	T	T	X	X	GK	GK	GK	GK	GK	X	X	GK	GK	T	T	T	X	X	T	T	T	T	19	
TZ 20h / Woche																																	
450 Euro	T	X	T	T	X	X	X	X	X	X	X	T	T	X	X	X	X	X	X	X	X	X	X	X	X	X	X	X	T	T	T	8	
45 Std. / Mon.																																	
																																27	-4
Schüler	ND	ND	X	X	V	V	B	B	B	B	B	X	X	B	B	B	B	B	X	X	X	X	X	T	T	X	X	X	U	U	U	10	
Kurs III																																	
Schüler	T	T	X	T	T	T	PB	X	T	T	T	X	X	T	T	T	X	T	T	T	T	T	T	X	X	X	X	X	X	T	X	20	
Kurs II																																	
Schüler	B	B	B	B	X	X	U	U	U	U	U	T	T	T	T	T	T	X	X	X	T	T	T	X	X	T	T	T	X	X	X	16	
Kurs I																																	
																																46	46
																																ND	-23
Urlaubsplan	1	2	3	4			5	6	7	8	9			10	11	12	13	14			15	16	17	18					19	20	21		
	22	23	24	25			26	27	28	29	30			31	32	33	34	35			36	37	38	39					40	41	42		53

8.4.1 Dienstplan Rohfassung Wohnbereich I

Name	1	2	3	4	5	6	7	8	9	10	11	12	13	14	15	16	17	18	19	20	21	22	23	24	25	26	27	28	29	30	31
Stationsleitung	X	X	LB	F1	F1	F1	U	U	U	U	U	X	X	U	U	U	U	U	X	X	S1	LT	X	S1	S1	S1	S1	XW	X	X	LT
Fachkraft VZ																															
stellv. Stationsl.	S1	S1	S1	S1	X	X	X	X	F1	X	X	S1	S1	S1	PP	X	F1	F1	F1	F1	F1	X	F1	F1	F1	X	X	X	PP	F1	F1
Fachkraft VZ																															
Fachkraft	U	U	U	U	X	X	F1	F1	X	F1	F1	F1	F1	X	S1	S1	S1	S1	S1	S1	X	F1	HY	X	X	X	X	S1	S1	S1	X
VZ																															
Fachkraft	F2	F2	F2	X	S2	S2	S2	S2	S2	S2	S2	X	X	F2	F2	F2	F2	X	X	X	X	S1	S1	X	X	F2	F2	F2	F2	X	S2
TZ 30h / Woche																															
Hilfskraft	U	U	U	U	X	X	S1	S1	S1	S1	S1	X	X	X	X	ND	ND	ND	ND	ND	X	X	X	X	X	F1	F1	X	X	ND	ND
Vollzeit																															
Hilfskraft	S1	S1	ND	ND	ND	ND	ND	X	X	X	X	X	X	S1	S1	S1	PR	F4	F4	F4	U	U	U	U	X	X	X	F1	F1	X	S1
Vollzeit																	7,8														
Hilfskraft	KoL	KoL	KoL	KoL	X	X	F3	F3	X	X	X	X	X	U	U	U	U	U	X	X	U	U	U	U	X	S3	S3	ND	ND	X	X
TZ 25h / Woche																															
Hilfskraft	X	X	F1	X	X	X	F4	F4	F4	X	X	F2	F2	F0	X	X	S3	S3	S3	S3	S3	S3	X	F4	F4	X	X	X	U	U	U
TZ 25h / Woche														5,0																	
Hilfskraft	X	F4	F4	F4	F4	F4	X	X	X	F4	F4	X	X	GK	GK	GK	GK	GK	X	X	GK	GK	S3	S3	S3	X	X	S3	S3	S3	S3
TZ 20h / Woche																															
450 Euro	F4	X	S3	S3	X	X	X	X	X	X	X	S3	S3	X	X	X	X	X	X	X	X	X	X	X	X	X	X	X	F4	F4	F4
45 Std. / Mon.																															
Schüler	ND	ND	X	X	S1	S1	B	B	B	B	B	X	X	B	B	B	B	B	X	X	X	X	X	F2	F2	X	X	X	U	U	U
Kurs III																															
Schüler	F3	F3	X	F2	F3	F3	PB	X	F3	F3	F3	X	X	F3	F3	F3	X	F2	F2	F2	F2	F2	F2	X	X	X	X	X	X	F2	X
Kurs II																															
Schüler	B	B	B	B	X	X	U	U	U	U	U	F4	F4	F4	F4	F4	F4	X	X	X	F4	F4	F4	X	X	F4	F4	F4	X	X	X
Kurs I																															
Urlaubsplan	1	2	3	4			5	6	7	8	9			10	11	12	13	14			15	16	17	18					19	20	21
	22	23	24	25			26	27	28	29	30			31	32	33	34	35			36	37	38	39					40	41	42

8.4 Dienstplan mit Diensteverteilung Wohnbereich I

- Schüler der Kurse I werden nur mit 2,5 Stunden also mit T gekennzeichnet. Schüler des Kurses II werden ebenfalls mit T gekennzeichnet und gelten für eine 5,0 oder 5,8 Stundenschicht. Beide Kurse I und II haben im Enddienstplan dennoch Vollzeitdienste eingetragen. Die oben genannte Stundenanrechnung gilt nur für die Nettostunden im Wohnbereich und nicht für den Arbeitsvertrag. Der Kurs III wir als Vollzeit angesehen, ein eingetragenes T gilt dann auch als Teilzeitdienst (im Falle des Beispieldienstplans als Ausgleich für die beiden Nachtdienste mit je 10 Stunden).

Ist die Rohfassung geschrieben, sollte es ein leichtes sein, die T-Dienste und V-Dienste mit Schichten zu hinterlegen. Hier wird mit den Fachkräften begonnen, dass die Tage ordnungsgemäß abgedeckt werden. Bei der Eintragung sollte so verfahren werden, dass keine Einzeltage im Dienst entstehen und Ruhezeiten, wenn möglich zusammenhängend und gleichmäßig verteilt gewährt werden (kein Dienst / Frei / Dienst / Frei eingetragen sein). Außerdem sollte innerhalb eines Arbeitsblocks die Dienstzeit nicht wechseln, um als Mitarbeiter eine gewisse Sicherheit im Arbeitsbeginn zu haben (kein F1 / F3 / S1 / F7). Nach den Fachkräften sollten die ganz kurzen Dienste, im Beispiel der 2,5 Stundendienste, aufgeteilt werden. Das ist deshalb nötig, damit die 5-Tage-Woche bei den betreffenden Mitarbeitern nicht über- oder unterschritten wird. Würde die Pflegekraft nur 2,5 Stunden arbeiten, so würde sie deutlich mehr Tage als fünf in der Woche arbeiten müssen. Das Gegenteil wäre der Fall, würde sie nur 5,0 Stunden arbeiten. Am Ende gingen im Dienstplan die Arbeitstage aus, da sie nur vier statt fünf Tagen anwesend wäre. Im Beispielplan dürfte die Mitarbeiterin also neun Mal den kurzen Dienst mit 2,5 Stunden und elf Mal den langen Dienst mit 5,0 Stunden arbeiten. 25-h-Kräfte bräuchten zum Ausgleich der 2,5 Stundendienste einzelne Vollzeitdienste, um wieder ihre Vertragsstunden zu erreichen (evtl. elf Mal 2,5 Stunden und neun Mal 7,8 Stunden). Zum Schluss folgen die restlichen zu verteilenden Dienstzeiten.

Erklärung der Diensteverteilung

- Es wurden gemäß der vorgegebenen Dienstzeiten die Dienste verteilt (zweimal Vollzeit, einmal 5,0 Stunden, einmal 5,8 Stunden und einmal 2,5 Stunden).
- Die Schülerverteilung erfolgt wie folgt: Kurs I – entspricht Vollzeit dem 2,5 Stundendienst, Kurs II – entspricht Vollzeit dem 5,0 bzw. 5,8 Stundendienst, Kurs III – entspricht Vollzeit bez. dem eingetragenen Dienst (das vorher eingetragene T bleibt auch später ein Teilzeitdienst).
- Der Nachtdienst entspricht 10,0 Stunden.
- Eingetragen werden zudem die gewollten (vom Betrieb festgelegten) Sonderdienste (blau gesetzt).

Sonderdienste als Beispiel

- Pflegeplanungstag PP – für das Schreiben von Pflegeplanungen,
- Leitungstage LT – für die Stationsleitung zur Erledigung von Leitungsaufgaben,
- Hygienetag HY – für den Hygienebeauftragten zur Erledigung seiner Aufgaben.

Sonderdienste legt die Einrichtung für sich selber fest. Diese wurden bereits vom Brutto abgezogen, so dass diese jetzt noch für Zusatzdienste vorhanden sind. Auch in der Urlaubsplanung (rechtseitig am Rohdienstplan) wurden sie berücksichtigt und fanden ihren Abzug, dass diese nicht für die Urlaubsplanung und spätere Dienstplanung als Tage zur Verfügung standen.

Im Folgekapitel wird der Dienstplan gemäß der Stunden und der richtigen Dienstzeit der Schüler vervollständigt.

8.5 // Mitarbeiter im Dienstplan

Obwohl viel gerechnet wurde, der einzelne Mitarbeiter bei der Vorplanung Berücksichtigung fand, stellt das Auslegen des Dienstplanes immer eine Erwartungshaltung dar. Der Dienstplan greift tief in die Familien ein und schränkt die Freizeit der Pflegekräfte ein. Kann ich mit der Freundin einkaufen gehen? Brauch ich einen Babysitter? Wann kann ich meinen Haushalt erledigen? Diese und noch viel mehr Fragen können erst dann beantwortet werden, wenn der Plan vorliegt. Gerade durch die Unregelmäßigkeit der Freizeit dreht sich das gesamte Sein um dieses Blatt Papier. Als Mitarbeiter der Pflege, mit den Schichtdiensten, den Wochenenddiensten und vielleicht auch Nachtdiensten, ist es nicht immer möglich, überall dabei sein zu können. Familienstreitigkeiten und gar Scheidungen sind vorprogrammiert, weil Außenstehende den Beruf und die dahinterstehende Berufung oft nicht begreifen können. Umso wichtiger ist es aber, dass die Dienstpläne Familien berücksichtigen, private Belange eingebracht werden können und eine Verlässlichkeit des Geplanten gewährleistet wird. Der Dienstplan ist emotionsgeladen und Reaktionen darauf oft für Außenstehende nicht nachvollziehbar. Der Schreiber hat eine hohe Verantwortung den Mitarbeitern gegenüber. Mit diesem Wissen sollte stets an die Aufgabe herangegangen werden. Es allen Recht zu machen, ist aber dennoch eine Kunst, die niemand kann. Denn bei aller Umsicht und Rücksichtnahme sollte jedem Einzelnen bewusst sein, dass wir für die alten Menschen da sind und sich jeder den Beruf selbst erwählt hat. Es kann über eine detaillierte Berechnung und ein bedachtes Vorgehen beim Schreiben der Dienstpläne vieles ermöglicht werden, jedoch nicht alles. Ein frühzeitiges Auslegen der Pläne zur Einsicht und zur Planung der Freizeit ist zwingend notwendig, spätestens jedoch zwei Wochen zum Monatsende hin, hat dies rechtlich zu erfolgen.

9 // Ausfallzeiten

Im Grunde genommen wäre nun das Thema Dienstplan beendet. Es wurden die Brutto- und die Nettoanwesenheit berechnet, die Dienstzeiten fixiert und der Urlaub geplant. Als Mitarbeiter hat man Dienstsicherheit und eine Kontinuität in den Pflegealltag gebracht. Auch der Plan könnte nach dem vorangegangenen Kapitel erfolgreich in den Wohnbereichen aufgelegt und umgesetzt werden. Das ist jedoch leider nicht so! Denn kaum liegt der fertige Dienstplan in den Wohnbereichen aus, kommen auch schon die Krankmeldungen, die alles Geplante über den Haufen werfen. Hört man als Mitarbeiter einen Kollegen jammern, kommen häufig schon Vorahnungen und Befürchtungen zu Tage. Ist ein Teammitglied krank, muss für Ersatz gesorgt werden und dafür kommen nur die gesunden Mitarbeiter infrage. Durch das Herausrechnen der Krankheitsquote in Kapitel 2 wurden Ausfallzeiten bereits berücksichtigt, und es dürfte hier zu keiner Panik unter den Pflegekräften mehr kommen. Wer jedoch in einem Unternehmen für die Abdeckung von ausgefallenen Mitarbeitern zuständig ist, kennt die Problematik und weiß, wie schwierig das unter Umständen sein kann. Hier entstehen viele Möglichkeiten, wie das bewerkstelligt werden kann. Nachfolgend ein paar Beispiele der Dienstabdeckung und die daraus abgeleiteten positiven und negativen Aspekte im Bereich Wirtschaftlichkeit, psychische Belastung des Mitarbeiters, Leitungsbelastung, Teambildung und Bewohnerauswirkung.

Einspringen aus dem Frei

Das Einspringen aus dem Frei bzw. das Arbeiten an Frei-Tagen ist wohl die gängigste und verbreiteste Methode der Dienstabdeckung. Da beginnt unter Umständen am Freitagmittag die Suche nach einem Wochenenddienst. Die Leitungskraft ruft eine Pflegekraft nach der anderen an, die ihren freien Samstag und Sonntag hergeben soll. Nicht immer ist dies mit Erfolg gekrönt. Als Mitarbeiter ist man von diesem Vorgehen oft genervt und nach zwei gearbeiteten Wochenenden will man nicht mehr zum Dienst kommen. Da ein „Nein" im direkten Gespräch kaum möglich wäre, kann einem der Frust schon einmal dazu bringen, nicht ans Telefon zu gehen, schließlich weiß man im Vorfeld, was die Nummer am Display verspricht. Geht man trotzdem ran, weil das schlechte Gewissen drückt, helfen meist keine Ausreden mehr. Wem ist es aber zu verübeln, die Arbeit zu verweigern, da sowieso schon jedes zweite Wochenende Dienst eingetragen ist und nicht selten um den elften, zwölften oder dreizehnten Dienst in Folge gebeten wird. Es ist für beide Seiten nicht einfach, die Dienstsuchende weiß um die Problematik und kann es nicht ändern, die Bewohner müssen versorgt werden, der Dienst abgedeckt sein. Sie hat ein schlechtes Gefühl dabei, wieder und wieder bei den gesunden und motivierten Mitarbeitern anzuklopfen und ihnen ihre Freizeit einzuschränken. Aber auch Pflegekräften, die nicht ans Telefon gehen oder absagen, drückt an den freien Tagen das schlechte Gewissen. Ihnen ist klar, dass es dann eine ihrer Kolleginnen getroffen hat. Es gibt nur wenige Menschen, die dies kalt lässt. Gerade im Pflegeberuf ist man sozial eingestellt und denkt gern an andere und die Folgen seines Handelns. Es ist jedoch nicht immer einfach, die Entscheidung pro Beruf zu fällen, da zu Hause auch eine Familie und ein Privatleben vorhanden sind. Übernimmt man die ausgefallenen Dienste, enttäuscht man vielleicht seinen Partner, seine Kinder oder seine Freunde, während man den Chef/die Chefin glücklich macht. Keine leichte Entscheidung!

Aspekte dieser Art der Dienstabdeckung:

- Wirtschaftlich gut, da vorher bereits Krankheitsquote herausgerechnet. ☺
- Psychische Belastung der Mitarbeiter schlecht, da mit jeder Entscheidung ein ungutes Gefühl gegenüber der einen oder anderen Seite entsteht. ☹
- Leitungskraft unter Druck, Mitarbeiter wird dringend zur Bewohnerversorgung gebraucht. ☹
- Team vertraut auf Kollegen, evtl. Störungen im Verhältnis absagender Mitarbeiter oder Störungen im Verhältnis zu den kranken Mitarbeitern. ☹
- Bewohner wird durch das Einspringen eines Mitarbeiters gut versorgt. ☺

PDL übernimmt Dienst selbst

Wird keine Pflegekraft gefunden, übernehmen die PDLs häufig die ausgefallenen Dienste. Dies hat meist zwei Gründe. Zum einen ist sie der Meinung als Vorbild vorangehen zu müssen und sich den Mitarbeitern und den Chefs beweisen zu müssen, dass sie bereit ist, allzeit und stets für den Betrieb alles zu geben. Zum zweiten möchten sie die Überstunden, für die sie verantwortlich sind, nicht noch mehr steigern. Bei erster Betrachtung mag dieses Vorgehen durchaus ehrenhaft und für alle eine hervorragende Lösung sein. Blickt man aber weiter, so kann festgestellt werden, dass trotzdem Stunden anfallen, die später an Bürozeit fehlen. Über die Wirtschaftlichkeit sollte sich auch Gedanken gemacht werden, wenn die PDL für ausgefallene Hilfskräfte einspringt. Die Qualität des Hauses leidet in jedem Fall darunter, schließlich wurde eine Pflegedienstleitung nicht als Notnagel eingestellt. Sie hat Aufgaben zu leisten, für welche dann keine oder kaum noch Zeit bleibt. Diese Art der Abdeckung ist für den Mitarbeiter eine hervorragende Lösung, die kein schlechtes Gewissen zurücklässt.

Aspekte dieser Art der Dienstabdeckung:

- Wirtschaftlich sehr schlecht, da Leitungskräfte zu teuer sind, um für Hilfskräfte Dienste zu übernehmen. ☹
- Psychische Belastung der Mitarbeiter ist sehr gut, da sie fehlende Dienste abgedeckt wissen. ☺
- Leitungskraft hat Doppelbelastung, ihre Aufgaben und Pflegeaufgaben. ☹
- Team ist zufrieden, da Dienste abgedeckt sind. ☺
- Bewohner wird durch das Einspringen der Leitungskraft vielleicht weniger gut versorgt, da diese unter Umständen ständig aus der Pflege weggeholt wird (Telefon, Bürofragen, Angehörige usw.). ☹

Leihfirmen

Ein weit verbreitetes Vorgehen in der Abdeckung der Ausfallszeiten ist der Einsatz von Leihfirmenmitarbeiter. Leider ist es so, dass gerade in Zeiten des Pflegenotstandes auch hier keine Fachkräfte gut vertreten sind. Selbst im Hilfskräftebereich sucht man oft vergeblich fähige und engagierte Menschen. Genau solche müssten es aber sein, um im Notfall einspringen zu können. Nur mit viel Berufserfahrung und mit sehr guter Auffassungsgabe ausgestattete Pflegekräfte wären fähig, in einem fremden Team, in einem fremden Haus eine hochwertige qualifizierte Leistung zu erbringen. In der Regel finden sich diese Mitarbeiter aber nicht bei Leihfirmen, sondern eher in Führungspositionen der Pflegeeinrichtungen. Ein tageweises Aushelfen kurzfristiger Ausfälle ist aber in der Regel auch über Leihfirmen nicht machbar. Lediglich längere Fehlzeiten können ausgeglichen werden. Als Teammitglied, das täglich mit anderen neuen Pflegekräften arbeiten muss, wird man alsbald frustriert.

Aspekte dieser Art der Dienstabdeckung:

- Wirtschaftlich sehr schlecht, da Leihfirmen meist teurer als festangestellte Mitarbeiter sind. ☹
- Psychische Belastung der Mitarbeiter ist hoch, da die Kräfte der Leihfirma stets aufs Neue

einen Arbeitsplatzwechsel haben. Ein neues Team, viele neue Bewohner und unterschiedliche Führungsstrukturen erfordern ein tägliches Neuausrichten. ☹

- Leitungskräfte sind entlastet und wissen den Dienst abgedeckt. ☺
- Team ist unzufrieden, da sie zwar Hilfe bekommen, diese sich jedoch nicht immer als Hilfe erweist. Das Nichtkennen der Bewohner kann durchaus zu Komplikationen im Alltag führen. Neue Kräfte müssen angelernt werden und das bedarf oft mehr Zeit, als die Arbeit gleich selbst zu erledigen. ☹
- Bewohner wird durch ständig wechselndes Personal unsicher und gerade demenziell Erkrankte können damit nicht umgehen. ☹

Ausfall wird nicht abgedeckt

Die einfachste und effektivste Methode kurzfristige Ausfälle zu kompensieren ist, diese einfach nicht zu besetzen. Aus Mangel an Alternativen geschieht dies öfter, als in der Branche zugegeben wird. Pflegekräfte kreiden dieses Vorgehen in der Öffentlichkeit zwar immer wieder an, haben jedoch eine zu kleine Lobby als dass sie gehört würden. Von Leitungskräften können dann Sätze kommen wie „Woher nehmen, wenn nicht stehlen!“, „Wir haben halt einen Pflegenotstand!“, „Wir würden ja einstellen, wenn wir jemanden bekämen!“, „Sie können ja arbeiten, wenn sie möchten!“. Die Leidtragenden sind am Ende die Bewohner und die gesunden Mitarbeiter. Bei derartigem Vorgehen ist es kein Wunder, wenn in der Presse Pflegeskandale breitgetreten werden und der Berufsstand schlechtgemacht wird. Von der Verweildauer der Pflegekräfte in ihrem Beruf ganz zu schweigen.

Aspekte dieser Art der Dienstabdeckung:

- Wirtschaftlich gedacht und kurzfristig gesehen natürlich sehr gut, keine Überstunden – keine Kosten. Langfristig gesehen sorgt dieses Vorgehen jedoch für einen schlechten Ruf, was Belegungsprobleme nach sich ziehen kann. Außerdem provoziert man durch die Überlastung der gesunden Mitarbeiter weitere Ausfallszeiten, was Mehrkosten verursacht. ☹
- Psychische Belastung der Mitarbeiter ist in dem Moment nicht hoch, da Frei tatsächlich frei bleibt und auch keine Anrufe zu Hause zu befürchten sind. ☹
- Leitungskräfte, vor allem diejenigen, die aus dem Pflegeberuf kommen, fühlen sich schlecht, weil sie um die fehlende Qualität und die Überforderung der Mitarbeiter wissen. ☹
- Die Teams sind die Leidtragenden. Sie kompensieren zwei Hände und verzichten dafür nicht selten auf ihre Pause. Dennoch können sie nicht eine 100%ige Qualität liefern, was unzufrieden und frustriert macht. ☹
- Bewohner werden unzureichend gepflegt. Im Extremfall werden sie Opfer von Pflegefehlern. ☹

Achtung:

Bitte ab hier nicht weiterlesen, wenn Sie nicht vorhaben, die vorangegangenen Schritte durchzuführen bzw. diese nicht verstanden haben.

Übernehmen Sie ausschließlich den folgenden Punkt als Verbesserungsvorschlag, werden noch mehr Überstunden anfallen als vielleicht schon vorhanden sind und werden noch mehr Dienste fällig als zum jetzigen Zeitpunkt!

9.1 // Abdeckung von Ausfallszeiten

Es wurden einige Methoden der Abdeckung von Ausfallszeiten näher betrachtet. Keine der gängigen Vorgehensweisen scheint ausreichend akzeptabel, um einem Großteil der Erwartungen der Mitarbeiter gerecht zu werden. Was wäre aber, wenn es ein System gäbe, bei dem kein Mitarbeiter um seine freien Tage bangen müsste, die Wirtschaftlichkeit immer im Auge bliebe und die Qualität der Bewohnerversorgung stets auf einem hohen Niveau stattfinden könnte? Wenn Sie bisher alle Schritte in diesem Buch vollzogen haben, haben Sie das System bereits erfunden. Betrachtet man das Kapitel 2, kann festgestellt werden, dass hier eine bestimmte, auf die Einrichtung abgestimmte Krankheitsquote, herausgerechnet wurde. Diese Arbeitszeit ist aber nicht verloren, sondern bleibt als Tage erst einmal bestehen. Erst beim Eintritt des Krankheitsfalles werden diese Stunden abgerufen. Durch das Herausrechnen der Krankheitsquote bleiben in jedem Monat Überschusstage bestehen. Bei der Urlaubsplanung wurden diese Tage auf alle Wohnbereiche gleichmäßig verteilt und durften nicht als Urlaubstage verplant werden. Auch die Puffertage der Teilzeitkräfte lassen im Alltag einiges an Luft, so dass später der Dienstplan mehr Wünsche erfüllt und auch mehr Privatleben berücksichtigt.

9.1.1 // Springertage in kleinen Einrichtungen bis 60 Betten

Diese Überschusstage (erhalten durch die ausgerechnete Krankquote) werden im zweiten Schritt für eine zusätzliche Pflegekraft pro Tag verwendet. Sprich in einer kleinen Einrichtung bis 60 Betten ist an jedem Tag des Monats eine zusätzliche Mitarbeiterin ganz normal im Dienst eingeteilt, die jedoch nicht zur normalen Abdeckung der Schicht (Sollstunden des Wohnbereichs) benötigt wird, gespeist aus den Puffertagen. Der einzelne Mitarbeiter hat sieben – zehn Springertage im Jahr. An diesen Tagen ist er im Dienstplan mit Frühdienst in seiner üblichen Stundenzahl (seiner üblichen Frühschichtlänge) hinterlegt. Bei Krank des Springers, gelten selbstverständlich die hinterlegten Zeiten. Der Springer agiert wohnbereichsübergreifend. Auch wird nicht immer eine Fachkraft verlangt. Gerade in kleinen Einrichtungen sollte ein mit Bedacht geschriebener Dienstplan ausliegen. Sind es zwei große Wohnbereiche, so wird es durchaus normal sein, dass an einigen Tagen in den jeweiligen Wohnbereichen zwei Fachkräfte in der gleichen Schicht eingeteilt sind. Dies dürfte bei einer 50%igen Fachkraftquote öfters der Fall sein. An diesen Tagen könnten die Hilfskräfte den Springerdienst eingetragen bekommen, währen an Tagen mit nur einer Fachkraft je Schicht der zusätzliche Mitarbeiter, also der Springer, durch eine Fachkraft gestellt wird.

Beispiel 1		*Beispiel 2*	
Wohnbereich I	Fachkraft und Fachkraft	Wohnbereich I	Fachkraft
Wohnbereich II	Fachkraft	Wohnbereich II	Fachkraft
Springer	Hilfskraft	Springer	Fachkraft

Sind es kleine Wohneinheiten, mussten bereits bei der Dienstzeitengestaltung zwei oder gar drei Stationen zusammengefasst werden, somit dürfte es dann bei den Springern und der Fachkraftverteilung eine ähnliche Lösung geben, wie die oben beschriebene. Auch muss nicht zwangsläufig der Springer den Wohnbereich wechseln. Es kann durchaus möglich sein, einen Teil der Mitarbeiter für den einen Bereich und einen anderen Teil für den anderen Bereich zu qualifizieren und den Springerdienst auf seinen Wohnbereich zu belassen. Gerade, wenn Leitungskräfte den Springerdienst übernommen haben, macht es Sinn, diese auf ihrer Station zu belassen und einen anderen Mitarbeiter aushelfen zu lassen.

Abdeckung des Frühdienstes

Da an jedem Tag des Jahres ein zusätzlicher Frühdienst vorhanden ist, kann dieser den ausgefallenen Frühdienst eins zu eins übernehmen ohne Überstunden aufzubauen. Auch muss kein Mitarbeiter aus dem Frei geholt werden, um die Bewohner gut versorgen zu können. Der einspringende Mitarbeiter hat sowieso Dienst, dessen Stunden sind im Stundenkonto bereits berücksichtigt und niemandem wird eine zusätzliche Belastung zugemutet.

Frühdienst	krank,
Springer	übernimmt Frühschicht.

Abdeckung des Spätdienstes

Gerade in kleinen Einrichtungen können nicht zwei Springer bereitgestellt werden. Für die Mitarbeiter bedeutet dies, dass beim Krankheitsausfall des Spätdienstes eine bereits zum Dienst eingetragene Pflegekraft von Frühdienst auf Spätdienst wechseln muss (was wiederum nicht zwangsläufig der Springer sein muss); für den fehlenden Frühdienst nun aber wieder der Springerdienst zur Verfügung steht. Für die Mitarbeiter ist es weniger belastend, die Schicht zu wechseln, als an einem freien Tag zur Arbeit geholt zu werden. Die Freizeit der übrigen Kollegen bleibt unangetastet. Das Team ist trotzdem komplett. Die Leitungskraft braucht nicht mehrere Stunden Ersatz suchen.

Spätdienst	krank,
Mitarbeiter	wechselt von Frühdienst auf Spätdienst (kann auch anderer Mitarbeiter als Springer sein),
Springer	übernimmt Frühschicht (bzw. Springer fehlt in der Frühschicht nicht, da Frühschicht komplett).

Abdeckung des Nachtdienstes

Der Nachdienst deckt sich ähnlich dem Spätdienst wieder durch den Tagdienst ab. Eine Mitarbeiterin, die sowieso Dienst hätte, übernimmt zwei oder drei Tage Nachtdienst und bekommt anschließend ihre dafür zustehenden Frei-Tage. Der Springer übernimmt die Schichten der Pflegekraft, welche vom Tagdienst in die Nacht gewechselt hat.

Nachdienst	krank,
Mitarbeiter	des Tagdienstes (im Dienst) übernimmt für drei Tage Nachtdienst und bekommt anschließend drei Tage Frei-Tage,
Springer	übernimmt die jeweiligen Dienste des Mitarbeiters der vom Tagdienst in die Nacht gewechselt hat (nach MusterFrühdienst krank, Spätdienst krank).

9.1.2 // Springertage in größeren Einrichtungen

In größeren Unternehmen, also bei mehr als 60 Betten, gibt es natürlich auch mehr Puffertage, die in Springertage umgewandelt werden können. Demzufolge besteht hier die Möglichkeit, zwei zusätzliche Mitarbeiter im Haus vorzuhalten. Ob dies nun mit einem Spätspringer und einem Frühspringer geschieht oder mit zwei Frühspringern, die nach dem Muster der kleinen Einrichtung zum Einsatz kommen, spielt dabei eine untergeordnete Rolle. Die Anzahl der auf eine Pflegekraft fallenden Springerschichten erhöht sich kaum, da dementsprechend auch mehr Personal vorhanden ist. Wird mit zwei Frühspringern gearbeitet, sollte im Haus darauf geachtet werden, dass einer davon eine Fachkraft und einer eine Hilfskraft ist. Das erleichtert die spätere Krankabdeckung. Im Gesamten kann davon ausgegangen werden, dass durch einen Springerdienst mehr als ein Ausfall abgedeckt werden kann.

Beispiel der Abdeckung

Mitarbeiter A	Frühdienst	Frühdienst	Frühdienst	Frei	Frei
	Krank	krank	krank	krank	krank
Springer	Frühdienst	Frühdienst	Frühdienst	Springer	Springer

Im Beispiel wird sichtbar, dass trotz Krankabdeckung noch Springertage übrigbleiben, welche für einen weiteren Ausfall zur Verfügung stünden. Das System der Springertage kann ab einer Mitarbeiterzahl von zehn eingeführt werden. Die Pflegekräfte haben dementsprechend jedoch mehr Springerdienste. Eigentlich funktioniert es bei allen Abteilungen, in denen ein Dienstplan organisiert werden muss.

Aspekte dieser Art der Dienstabdeckung:

- Wirtschaftlich gesehen wurden die Krankstunden vorher herausgerechnet und fallen nun nicht mehr in Form von Überstunden beim Mitarbeiter an. Die Abdeckung der Ausfallsstunden erfolgt im Rahmen des Stellenplanes. ☺
- Psychische Belastung der Mitarbeiter ist in dem Moment nicht hoch, da Frei tatsächlich frei bleibt und auch keine Anrufe zu Hause zu befürchten sind. Der Springerdienst hat sowieso Dienst und muss nicht aus dem Frei geholt werden. ☺
- Leitungskräfte haben sofort eine Eins-zu-Eins-Abdeckung und müssen weder jemanden fragen noch irgendwo anrufen. Es genügt eine Mitteilung an den Mitarbeiter, der den Springerdienst dieses Tages abdeckt, wo er am Folgetag seinen Einsatz hat (welchen Wohnbereich). ☺
- Teams sind stets mit der Sollbesetzung ausgestattet. Der aushelfende Mitarbeiter kennt das Haus, das Dokusystem und nach einiger Zeit der Systemeinführung auch die Bewohner des Einsatzortes. ☺
- Bewohner kennen keinen Unterschied, die Pflegequalität ist gleichbleibend gut. ☺

9.2 // Verwendung der Springertage

Betrachtet man das System der Springertage, kann festgestellt werden, dass egal ob kleine oder große Einrichtung, nicht an jedem Tag des Jahres ein oder mehrere Mitarbeiter ungeplant ausfallen. Gerade ein längeres Krank oder geplante Operationen können bereits vorher im Dienstplan berücksichtigt werden und betreffen nicht die Springertage. Beim Schreiben des Plans muss die Leitungskraft natürlich ein gewisses Augenmaß einsetzen. Eine geplante Kur könnte vielleicht verlängert werden. Der betreffende Mitarbeiter wäre hier dann Springer Nummer zwei in der kleinen Einrichtung und Springer Nummer drei in der größeren Einrichtung. Dies muss so gestaltet werden, dass es für das Team beim Lesen des Plans erst einmal nicht sichtbar ist. Durch eine einfache Vorgehensweise kann dies gewährleistet werden. Da sowieso pro Tag ein oder zwei Springer vergeben sind, werden diese dann einfach zusätzlich in den anderen Wohnbereichen eingeteilt. Im Klartext heißt das, dass jede Station pro Tag maximal einen Springer verteilt hat und somit nicht klar hervorgeht, wie viele Springer in der Einrichtung verplant wurden. Im Falle des Beispiels der Kurverlängerung ist dann, wie durch Zauberhand, eine zusätzliche Kraft im Haus, ohne die Springerschichten zu schmälern, also die Notfallbesetzung anzutasten. Das unvorhergesehene Krank kann weiterhin ohne Einschränkung durch die Springer abgedeckt werden. Solche Beispiele des Reservespringers für Krankrückkehrer gibt es viele. Der Dienstplanschreiber benötigt ein gesundes Augenmaß, wenn es darum geht, Dienste im guten Glauben vorzuplanen. Geht er vom Offensichtlichen aus, dass z.B. der Heilungsprozess nach einer OP auch länger als geplant dauern kann, werden diesbezüglich schon viele Dienstplanhürden im Keim erstickt. Springertage, die eingetragen wurden, können für verschiedenes im Haus verwendet werden.

Krankheitsausfall

Die wichtigste Aufgabe der Springer ist das Abdecken von Kranken. Zu diesem Zweck wurden sie eingeführt. Es ist nicht zwingend notwendig, dass der Springer den fehlenden Mitarbeiter ersetzt. Die zusätzliche Kraft kann durchaus auch auf ihrem Wohnbereich bleiben, während eine andere Pflegekraft des gleichen Dienstes den Ausfall abdeckt. Sinnvoll ist es, dass immer die gleichen Mitarbeiter im gleichen Wohnbereich aushelfen, somit haben diese auf Dauer auch dort eine gewisse Routine. Das Aushelfen bringt der Einrichtung und den einzelnen Mitarbeiter einen besseren Zusammenhalt der Teams untereinander als positiven Nebeneffekt. Durch das Hineinschnuppern auf anderen Stationen stellt man als Mitarbeiter schnell fest, dass die Kollegen ebenfalls fleißig sein müssen und auch dort schwierige, demenziell erkrankte oder schwere Bewohner vorzufinden sind. Das Wissen darüber fördert das Verständnis und es entsteht eine gegenseitige Hilfsbereitschaft. Die Wirtschaftlichkeit ist gegeben, da keine Überstunden durch die Krankheitsabdeckung entstehen.

Überstundenabbau/Minusstundenaufbau

Wie bereits festgestellt, werden nicht alle Mitarbeiter stets zum Abdecken der Kranken benötigt. In einem solchen Fall wäre es möglich, dem Springer z.B. einen Tag vor dem Springerdienst einen zusätzlichen Frei-Tag anzubieten. Möchte dieser zu Hause bleiben, so hat der Mitarbeiter bzw. die Einrichtung Überstunden abgebaut bzw. Minusstunden aufgebaut. Sollte die Pflegekraft wider Erwarten keinen Frei-Tag wünschen, findet sich in der Regel unter den Kollegen im Haus jemand, der gern daheimbleibt. Mit dem Eintragen von Springerschichten hat der Dienstplanschreiber die Möglichkeit, Stunden auszugleichen und alle Mitarbeiter in einem ähnlichen Stundenkonto arbeiten zu lassen. Ungerechtigkeiten werden unter den Teams ausgewogen. Mitarbeiter, die ungern Stunden abbauen, kann über den Dienstplan mehr Frei eingetragen werden, um sie von vornherein weiter mit den Stunden herunterzubringen. In diesem Fall wäre man bei einer eingetragenen Springerschicht nicht darauf angewiesen, dass die Pflegekraft, im Nicht-Bedarfsfall, einen freien Tag nimmt. Trotzdem stellte dieser aber am Ende keinen Ausreißer im Stundenkonto dar. Die Mitarbeitervertretung und auch die Heimaufsicht sowie der MDK wünschen eine derartige Vorgehensweise des gleichmäßigen Stundenauf- und abbaus der Teams.

Sondertage

Zur Erledigung von Aufgaben wurden bereits im Kapitel 2 und bei der Urlaubsplanung Sondertage heraus gerechnet. Manchmal langen diese jedoch nicht aus, weil vielleicht mehr Heimaufnahmen getätigt wurden oder von mehreren Bewohnern die Pflegeplanung aufgrund von Verschlechterung des Gesundheitszustandes und des Pflegeaufwandes überarbeitet werden muss. Der Springer würde hierfür Zeit beschaffen und somit die Qualität steigern sowie zur Entlastung von Arbeitsspitzen führen. Im umgekehrten Fall kann auch der eine oder andere Sondertag ausfallen, weil er zur Dienstabdeckung benötigt wurde (siehe Kapitel 9.3). In diesem Fall könnte der Springer auch für den betreffenden Mitarbeiter an einem anderen Tag den Dienst übernehmen und diesem wäre es möglich, den Sondertag nachzuholen. Rahmenarbeiten, die nicht direkt am

Bett stattfinden, könnten trotz vermehrtem Krankheitsausfall ordnungsgemäß und ohne Mehrarbeit und Frei-Tage-Kürzung erledigt werden.

Sonstiges

Im Dienstplan kann nicht alles Unvorhergesehene eingeplant werden. Da kommt ein Neuzugang, welcher sehr aufwendig zu pflegen ist, ein demenziell veränderter Bewohner benötigt Begleitung zum Facharzt, welche die Angehörigen oder Betreuer nicht übernehmen können, ein Bewohner liegt am Sterben und man möchte diesen gern begleiten. All dies und vieles mehr macht den Beruf der Altenpflegerin aus. Im Alltag sind diese Dinge häufig nicht zu bewältigen und aus dem normalen Team und der täglichen Routinearbeit, kaum schulterbar. Dafür könnte auch, im Bedarfsfall, die Springerschicht im Haus belassen werden, wenn diese nicht anderweitig benötigt wird. Bewohner, Mitarbeiter und Angehörige werden diese Hilfe zu schätzen wissen. Für die Einrichtung ein Qualitätsmerkmal, das nicht jedes Haus zu bieten hat, für die Mitarbeiter eine Entlastung im Tagesgeschäft.

9.3 // Sonderdienste und deren Verteilung

Für die Abdeckung der Ausfälle wird in oben erklärten Fällen eine Vorlaufzeit von einem Tag benötigt. Im Einzelnen heißt das, dass man als Mitarbeiter seine Krankheit am Vortag anzeigt oder eine längere Ausfallszeit ohne Einspringen, also Kürzung der Ruhezeit und Dienstverschiebungen, handhabbar ist. Im Alltag kommt es aber häufig vor, dass auch morgens um 6.00 Uhr die Krankmeldungen eingehen. Die Besetzung ist in der Regel dann sehr schwierig, da zu dieser Zeit nur die Sollzeit auf den Wohnbereichen anwesend ist. Häufig rücken die gesunden Pflegekräfte zusammen und übernehmen die Aufgaben des Kranken. Die anwesenden Pflegekräfte geraten in Stress und am Bewohner wird nur noch das Nötigste gemacht. Selbst durch das Anrufen des Kollegen mit der Bitte um Hilfe bringt erst ein- bis zwei Stunden später die erhofften Hände. Morgens um sechs Uhr benötigt dieser auch Zeit, sich zu richten und an die Arbeit zu kommen. Für die Bewohner und die Pflegekräfte eine Herausforderung, die an diesem Tag qualitativ spürbar ist. In der Endfassung des Dienstplans wurden die Sonderdienste eingetragen. Ganz am Anfang dieses Buches legte das Projektteam Tage fest, die der Mitarbeiter für bestimmte Tätigkeiten bekommen sollte. Auch für das Beauftragtenwesen wurde Zeit hinterlegt, welche nun auch im Dienstplan sichtbar gemacht wurde. Gerade diese Sonderdienste sind wichtig für die Qualität des Hauses. Verteilt man diese auf unterschiedliche Werktage, entstehen gleich mehrere Effekte.

Ungestörte effektive Arbeitszeit

Haben mehrere Kollegen am gleichen Tag einen Sonderdienst eingetragen, ballen sich an einzelnen Tagen unter Umständen die zusätzlichen Hände. Auch wenn jeder verschiedene Aufgaben zu erledigen hat, müssen sich die Mitarbeiter vielleicht trotzdem ein Dienstzimmer teilen oder benötigen beide dieselbe Doku. Außerdem sind das natürlich Arbeitszeiten, die von der jeweiligen Person selbst gestaltet werden müssen, was im Regeldienst normalerweise durch den Tagesablauf und die Bewohnerbedürfnisse vorgegeben wird. Nicht jeder besitzt das Talent, Aufgaben strukturiert und konzentriert anzugehen, gerade wenn vieles nebenbei ablenkt.

Überleitung

Die Aufnahmen von Heimbewohnern gehen häufig sehr schnell. Krankenhäuser entlassen kurzfristig und nicht selten mit viel durchzuführenden Nachbehandlungen in Form von zeitraubender Behandlungspflege. Ein Dienstplan kann dies nicht für sechs Wochen im Voraus einplanen, was aber den Alltag jeder Pflegekraft erschwert. Aus dem Regeldienst sollen plötzlich noch Aufgaben übernommen werden, die, wenn es einfach läuft, schon zwei Stunden in Anspruch nehmen. Zeit, die den Bewohnern verloren geht. Die Neuankömmlinge müssen erst einmal darauf warten, dass die Pflegekraft Zeit hat. In Hektik und Stress erfolgt die Aufnahme. Keinem geht es gut dabei, weder fühlt sich der neue Bewohner angenommen und vielleicht auch getröstet, noch kann der Mitarbeiter die Empathie aufbringen, sich auf sein Gegenüber voll und ganz einzustellen. Eingetragene Sonderdienste werden in der Regel von Fachkräften absolviert und könnten an diesen Tagen, wenn es keine Überleitungskraft gibt, diese Aufgabe der Heimaufnahme kurzfristig übernehmen. Die Mitarbeiter der Wohnbereiche wären entlastet und der neue Bewohner müsste nicht auf eine Pflegekraft warten, die eigentlich keine Zeit hat. Der Sonderdienst kann seine eigentlichen Sondertagsaufgaben vor bzw. nach der Heimaufnahme nachgehen. Außerdem könnten fehlende Zeiten auch über Springertage, zu einem späteren Zeitpunkt, ausgeglichen werden. Ist der Springerdienst beispielsweise eine Vollzeitkraft, der Krankgemeldete hätte jedoch nur vier Stunden arbeiten müssen, wäre es möglich, die restlichen Stunden für die ausgefallenen Sondertagesstunden aufzuwenden. Die betreffende Fachkraft könnte sich für einen halben Tag oder nur für bestimmte Stunden aus der Pflege rausnehmen, während der Springer deren Arbeit erledigt. Eine Gewinnsituation auf allen Seiten.

Morgendliches Krank

Sind die Sondertage strategisch gut hinterlegt, ist an jedem Werktag in der Einrichtung ein Sonderdienst (Leitungstag, Hygienetag, MPG-Tag, Pflegeplanungstag usw.) bei einem Mitarbeiter eingetragen. Ruft nun ein Kollege morgens an, um sich krankzumelden, könnte dieser kurzfristig den fehlenden Dienst auffangen. Die Arbeit würde störungsfrei ablaufen. Selbstverständlich müsste dann nicht z.B. die Stationsleitung den Wohnbereich zum Aushelfen wechseln. Eine Hilfskraft/Fachkraft wird gemäß der Springerregelung (siehe Kapitel 9.1) auf die Stelle des Krankgemeldeten geschickt.

Sterbebegleitung

Gerade die Sterbebegleitung kann nicht zeitlich fixiert werden. Mit den Sondertagen besteht zusätzlich zu den Springertagen die Möglichkeit, sterbenden Bewohnern beizustehen. Auch hier ist es nicht notwendig, dass der Inhaber der Sondertage diese übernimmt. Vielleicht besitzt ein anderer Mitarbeiter weitaus mehr Fähigkeiten, den Bewohner einfühlsam zu begleiten. Für diese Stunde könnte wiederum die Sondertagestätigkeit unterbrochen werden, indem die zuständige Kraft die fehlende Pflegekraft ersetzt. Als Pflegekraft könnte man mit einem guten Gefühl heimgehen, weil auch in der Sterbephase der Bewohner nicht alleingelassen werden musste.

Name	1	2	3	4	5	6	7	8	9	10	11	12	13	14	15	16	17	18	19	20	21	22	23	24	25	26	27	28	29	30	31	Stunden **Soll**	39 Wochenstunden **Ist**
Stationsleitung	X	X	LB	F1	F1	F1	U	U	U	U	U	X	X	U	U	U	U	U	X	X	S1	LT	X	S1	S1	S1	S1	XW	X	X	LT		
Fachkraft VZ																																163,8	163,8
stelv. Stationsl.	S1	S1	S1	S1	X	X	X	X	F1	F1	X	S1	S1	S1	PP	X	F1	F1	F1	F1	F1	X	F1	F1	F1	X	X	X	PP	F1	F1		
Fachkraft VZ																																163,8	163,8
Fachkraft	U	U	U	U	X	X	F1	F1	X	F1	F1	F1	F1	X	S1	S1	S1	S1	S1	S1	X	F1	HY	X	X	X	X	S1	S1	S1	X		
VZ																																163,8	163,8
Fachkraft	F2	F2	F2	X	S2	S2	S2	S2	S2	S2	S2	X	X	F2	F2	F2	F2	X	X	X	X	S1	S1	X	X	F2	F2	F2	F2	X	S2		
TZ 30h / Woche																																126,0	125,8
Hilfskraft	U	U	U	U	X	X	S1	S1	S1	S1	S1	X	X	X	X	ND	ND	ND	ND	ND	X	X	X	X	X	F1	F1	F1	X	ND	ND		
Vollzeit																																163,8	163,6
Hilfskraft	S1	S1	ND	ND	ND	ND	ND	X	X	X	X	X	X	S1	S1	S1	PR	F4	F4	F4	U	U	U	U	X	X	X	F1	F1	X	S1		
Vollzeit																	7,8															163,8	158,9
Hilfskraft	KoL	KoL	KoL	KoL	X	X	F3	F3	X	X	X	X	X	U	U	U	U	U	X	X	U	U	U	U	X	S3	S3	ND	ND	X	X		
TZ 25h / Woche																																105,0	101,6
Hilfskraft	F1	X	F1	F1	X	X	F4	F4	F4	X	X	F2	F2	F0	F2	X	S3	S3	S3	S3	S3	S3	X	F4	F4	X	X	X	U	U	U		
TZ 25h / Woche														5,0																		105,0	103,3
Hilfskraft	X	F4	F4	F4	F4	F4	X	X	X	F4	F4	X	X	GK	GK	GK	GK	GK	X	X	GK	GK	S3	S3	S3	X	X	S3	S3	S3	S3	84,0	80,5
TZ 20h / Woche																																	
450 Euro	F4	X	S3	S3	X	X	X	X	X	X	X	S3	S3	X	X	X	F2	F2	X	X	X	X	X	X	X	X	X	X	F4	F4	F4	45,0	41,6
45 Std. / Mon.																																	
Schüler	ND	ND	X	X	S1	S1	B	B	B	B	B	X	X	B	B	B	B	B	X	X	X	X	X	F2	F2	F2	F2	X	U	U	U		
Kurs III																																163,8	160,2
Schüler	F1	F1	X	F1	F1	F1	PB	X	F1	F1	F1	X	X	F1	F1	F1	X	F1	F1	F1	F1	F1	F1	F1	X	X	X	X	X	F1	F1		
Kurs II																																163,8	163,8
Schüler	B	B	B	B	X	X	U	U	U	U	U	F1	F1	F1	F1	F1	F1	X	X	X	F1	F1	F1	X	X	F1	F1	F1	X	X	X		
Kurs I																																163,8	163,8
Urlaubsplan	1	2	3	4			5	6	7	8	9			10	11	12	13	14			15	16	17	18					19	20	21		
	22	23	24	25			26	27	28	29	30			31	32	33	34	35			36	37	38	39					40	41	42		

9.3 Dienstplan Endfassung Wohnbereich I

Erklärung für die Springerverteilung

- Die Springer werden so verteilt, dass die fehlenden Stunden aufgefüllt werden. Bei der Springerverteilung müssen alle Wohnbereiche übereinandergelegt werden, so dass jeden Tag ein oder zwei Springer als Reserve vorhanden sind. Am Tag vorher sollte immer ein Frühdienst sein, damit mit dem betreffenden Mitarbeiter vor Ort gesprochen werden kann und die Planung für den Folgetag erfolgt.
- In der Endfassung sind die Schüler entsprechend ihrer arbeitsvertraglichen Dienstzeit auch im Dienstplan hinterlegt.
- Am rechten Rand sind die Soll- und Ist-Stunden hinterlegt.

9.4 // Stecktafel

Mit dem Springersystem wurden Ausfälle abgedeckt, die sich über einen längeren Zeitraum erstrecken und vor dem Eintreffen, also mit dem Eingang der Krankmeldung, für die Folgetage ins Laufen kommen. Sonderdienste decken ein sehr kurzfristiges Problem ab. Beide Arten können aber nur bedingt auf Pflegegraderhöhungen oder -senkungen bzw. auf Leerstände reagieren. Für die Übersicht macht es Sinn, eine Stecktafel einzuführen. Die Stecktafel ist ein Instrument, mit welchem die tägliche Besetzung augenscheinlich gemacht wird. Ein Verantwortlicher in der Einrichtung (normalerweise die PDL, aber auch Stationsleitung) geht jeden Tag durch das Haus und begutachtet die aktuelle Belegung, verbunden mit den anwesenden Mitarbeitern. Sind die einzelnen Pflegegrade der Bewohner farblich markiert (evtl. Pflegegrad I gelb, Pflegegrad II orange, Pflegegrad III rot, Pflegegrad IV lila, Pflegegrad V blau), entsteht mit der Zeit eine gewisse Routine bei der Einschätzung des Arbeitsaufkommens.

Vorteile der Stecktafel

- Es ist möglich, bestimmte Pflegekräfte in bestimmten Bereichen einzusetzen, damit auch den Richtlinien des MDKs und der Heimaufsichten, nach einer konstanten Versorgung der Bewohner mit den gleichen Mitarbeitern, nachgekommen werden kann.
- Durch diese Methode kann die eine oder andere Stunde durch das reduzierte Stecken an der Tafel von Bewohnern, für Sterbende, für Sonderdienste oder Heimaufnahmen herausgearbeitet werden.
- Eine gleichbleibende Belastung aller Wohnbereiche kann geschaffen werden, indem die Lasten von voll belegten Stationen auf weniger gut besetzte verteilt werden. Das müssen nicht nur Leerstände sein, sondern es kann sich auch um Bewohner handeln, die zurzeit im Krankenhaus oder auf Reha verweilen. Das kurzfristige Aushelfen in anderen Abteilungen wird zur Selbstverständlichkeit. Jeder wird das System auf Dauer zu schätzen wissen, da man nicht nur Leistungsgeber ist, sondern in Stresssituationen auch Leistungsempfänger. Ein Geben und Nehmen untereinander, was das Zugehörigkeitsgefühl zum großen Ganzen fördert und zudem zu ausgeglichenen Arbeitstagen führt.

- Beim Stecken der Tafel kann es auch vorkommen, dass der Ersatz für den ausgefallenen Mitarbeiter nicht nötig ist, weil durch die Lastenverteilung kein Wohnbereich (aufgrund der aktuellen Belegungszahlen) mehr als mit der aktuellen Sollpflegezeit belastet wird.
- Durch die optimale Besetzung können auch für Schüler zusätzliche Anleitstunden herausgearbeitet werden. Schließlich kommt nicht jeder Auszubildende gleich gut mit den schulischen und praktischen Anforderungen zurecht. Die Individualität kann hierüber einfließen.

Stecktafel **Beispiel 1 am Wohnbereich I mit 26 Bewohnern**

	Bereich I	*Bereich II*	*Bereich III*	*Bereich VI*	*Abwesende Bew.*
Mitarbeiter	**Schichtleitung**	**Pflegehelfer**	**Pflegehelfer**	**Pflegehelfer**	
zu	I	I	I	I	
versorgende	II	II	II	II	
Bewohner	III	III	III	III	
	IV	IV	IV	IV	
	V	V	V	V	
	VI	VI	VI	VI	
		VII	VI	VII	

Der Wohnbereich ist im Beispiel in vier Bereiche eingeteilt. Die Schichtleitung hat weniger Bewohner zu versorgen, da diese zur Bewohnerversorgung auch Angehörigen- und Arztgespräche führen muss sowie behandlungspflegerische Aufgaben übernimmt. Die Anzahl der zugeordneten Bewohner richtet sich nach den Pflegegraden und der Nettopflegezeit, die im Wohnbereich vorhanden ist. Die Verteilung sollte gleichmäßig auf alle Mitarbeiter stattfinden.

Stecktafel **Beispiel 2 am Wohnbereich I mit 26 Bewohnern**

	Bereich I	*Bereich II*	*Bereich III*	*Bereich VI*	*Abwesende Bew.*
Mitarbeiter	**Schichtleitung**	**Pflegehelfer**	**Pflegehelfer**	**Schüler Kurs I**	
zu	I	I	I	I	I
versorgende	II	II	II	II	II
Bewohner	III	III	III	III	
	IV	IV	IV	IV	
	V	V	V	V	
	VI	VI	VI		
		VII	VII		

An diesem Tag ist ein Schüler des ersten Kurses eingeteilt. Es sind zwei Bewohner abwesend, vielleicht im Krankenhaus oder zur Reha, vielleicht aber auch als Leerstand vorhanden.

Stecktafel	Beispiel 3 am Wohnbereich I mit 26 Bewohnern				
	Bereich I	*Bereich II*	*Bereich III*	*Bereich VI*	
Mitarbeiter	**Schichtleitung**	**Pflegehelfer**	**Pflegehelfer**	**Schüler Kurs II**	**Hilfe durch Station II**
zu	I	I	I	I	I
versorgende	II	II	II	II	II
Bewohner	III	III	III	III	III
	Leitungs-	IV	IV	IV	
	runde	V	V	V	
		VI	VI	VI	
		VII	VII		

An diesem Tag übernimmt der Schüler des zweiten Kurses sechs Bewohner. Durch die Abwesenheit der Schichtleitung zur Leitungsrunde übernimmt ein anderer Wohnbereich, der die Kapazitäten hat, drei Bewohner.

Stecktafel	Beispiel 4 am Wohnbereich I mit 26 Bewohnern				
	Bereich I	*Bereich II*	*Bereich III*	*Bereich VI*	*Abwesende Bew.*
Mitarbeiter	**Schichtleitung**	**Mentor**	**Pflegehelfer**	**Pflegehelfer**	**Praxisbesuch Azubi**
zu	I	I	I	I	I
versorgende	II	II	II	II	II
Bewohner	III	III	III	III	
	IV	IV	IV	IV	
	V	V	V	V	
	VI	VI	VI	VI	
		Praxisbesuchs-tagbegleitung	VII	1 Bewohner auf Wohnbereich II übernehmen	

An diesem Tag wird der Auszubildende von der Schule besucht. Da die Lehrer gern mit den Mentoren kommunizieren, wurde hierfür mit der Stecktafel die Zeit herausgearbeitet. Durch die Übernahme von Bewohnern durch den Schüler im Praxisbesuch sollte dies kein Problem sein. Der Wohnbereich hat Kapazitäten frei, einer anderen Abteilung auszuhelfen.

Diese Beispiele könnten noch lange fortgesetzt werden. Im täglichen Stecken stellt sich alsbald eine gewisse Routine ein. Durch die vorhergehende Berechnung der Nettopflegezeit und der detaillierten Dienstplangestaltung wird hier stets ein ausgeglichenes Verhältnis bei der Bewohnerverteilung geschaffen werden können, ohne die Bereichspflege zu gefährden. Für diese Art der Tagesplanung eignen sich Magnettafeln, die es in verschiedenen Größen gibt. Die Magnete, welche mit Namen beschriftet sind, können täglich umgesteckt werden. Mit dünnen Klebebändern können die Einteilungslinien individuell angefertigt werden. Das System ist einfach, langlebig und in der Praxis schnell umsetzbar.

9.5 // Stundenkonto

Am Anfang des Buches wurde darüber geschrieben, ob es sinnvoll ist, einen Überstundenabbau einzutragen oder nicht. Wenn das aufgezeigte System Schritt für Schritt durchgeführt wird, ist es am Ende nicht mehr nötig, extra einen Abbau einzuplanen und dadurch weniger Pflegezeit am Bett ankommen zu lassen. Das oberste Ziel ist es, dass die Springer (bzw. ein anderer Mitarbeiter) an den nicht benötigten Tagen zu Hause bleiben. Verfolgt man diesen Weg über einen längeren Zeitraum, so werden die Überstunden von selbst abgebaut.

Beispiel

Im Januar wurden von 31 Springertagen nur 25 Tage benötigt. 6 Mitarbeiter sind zu Hause geblieben, was einen Überstundenabbau von 20,0 – 46,8 Stunden, je nach täglicher Arbeitszeit des Mitarbeiters, bedeuten würde.

Im Februar benötigt man 28 Springertage. Zur Abdeckung dieser Tage stehen durch die Urlaubsplanungspuffer und den prozentualen Krankabzug also diese Tage zur Verfügung zuzüglich der 6 Arbeitstage aus dem Januar. Wäre alles knapp kalkuliert, könnten prinzipiell also schon 34 Springertage eingetragen werden, ohne Überstunden aufzubauen.

Arbeitszeitkonto

Geht man nach dem oben erklärten Beispiel vor, so haben die Mitarbeiter monatlich mehr freie Tage, als sie laut Arbeitsvertrag bekommen dürften. Nach ein bis drei Jahren, je nach dem aktuellen Überstundenkonto, sollten die angehäuften Stunden aufgebraucht sein. Bis zu diesem Punkt wird man als Pflegekraft die vermehrte Freizeit genießen können und immer noch mit dem Gefühl des Guthabens am Arbeitszeitkonto gern daheimbleiben. Irgendwann jedoch kommt die Zeit, dass das Konto in den Minusbereich kommt. Ab diesem Zeitpunkt können Unruhen entstehen. Es wird eine gewisse Phase andauern, bis jeder gemerkt hat, dass nur das Stundenkonto in den Minusbereich geht, am Gehaltskonto sich jedoch nichts ändert. Für den Minusfall (auch für den Überstundenfall) gibt es in vielen Betriebsvereinbarungen oder Tarifregelungen ein Ampelkonto. Dieses zeigt auf, wie weit der Dienstplanschreiber den einzelnen Mitarbeiter in die Minusstunden bringen darf. Der Spielraum ist für das System sehr wichtig, denn es sollte bis zu dieser Grenze hin gespart werden. Minusstunden hat die Pflege nicht gern, da nur Überstunden bedeuten, dass man viel gearbeitet hat. Sind allerdings alle auf diesen Weg hin zum Minuskonto, würde eine neue Ära losgehen. Vor Beginn der Dienstplanumstellung hatte man als Mitarbeiter ein Stundenkonto, das immer eine leichte Tendenz nach oben aufwies, was aufgrund von Mehrarbeit, also zu wenig Frei-Tagen, zustande kam. Die Frei-Tage wurden also gekürzt und die wohlverdiente Ruhe- und Regenerationszeit, aber auch Familienzeit, eingeschränkt. Durch die Springertage wären die Monate ausgeglichen. Jeder Einzelne hat nun seine freien Tage pro Monat +/– 1 Tag. Genau genommen werden monatlich nur die Stunden eingesetzt, die auch vorhanden sind. Im Unterschied zu früher weist das Stundenkonto keinen kontinuierlichen Zugang auf. Da ein gewisses Minuskonto vorhanden ist, dauert es länger, bis das Arbeitszeitkonto wieder anwächst. Der Nullmeridian wäre weiter weg und das Konto bleibt ausgeglichen. Gut ist, dass die Spielräume größer werden. Es können neue Sondertage eingearbeitet werden, Einzeltage in der Pflege nach Bedarf mehr Stärkung erfahren, aber auch längere und gehäufte Ausfallsphasen geschultert werden, ohne Angst, Frei-Tage zu verlieren oder auf seinen wohl verdienten Urlaub verzichten zu müssen.

9.6 // Möglichkeiten und Grenzen des Systems

Jedes System hat seine Grenzen. Es gibt keine Stellenmehrung und einen „Esel streck dich" hat sicherlich auch niemand zu Hause. Mit diesem Konzept wurden viele Dinge des Alltags abgedeckt, aber für jeden Notfall, für jeden Ausnahmefall, wird kein Dienstplan standhalten.

Möglichkeiten des Systems:

- Einhaltung der Richtlinien von MDK und Heimaufsicht,
- Einhaltung des Arbeitszeitgesetzes und des Arbeitnehmerschutzes sowie der Tarifverträge,
- Wirtschaftlichkeit,
- wohnbereichsgerechte Sollbesetzungen,
- Sicherung des Urlaubs,
- kurzfristiges und längerfristiges Erfüllen von **wichtigen** Mitarbeiterwünschen,
- individuelle Dienstzeiten,
- mitarbeiterfreundlicher und familiengerechter Dienstplan,
- verlässlicher Dienstplan,
- Freizeit unabhängige Abdeckung von Ausfallszeiten,
- Einführung von Sondertagen zur Qualitätssteigerung,
- Gewährleistung einer hochwertigen Ausbildung,
- bedarfsgerechte Bewohnerversorgung.

Grenzen des Systems:

- Gleitende Arbeitszeit,
- Erfüllung **aller** Wünsche,
- Epidemien (z.B. ein Norovirus-Ausbruch bei Bewohnern und Mitarbeitern wird jedes Springersystem lahmlegen),
- *Krankmeldung des Spätdienstes kurz vor Dienstbeginn (wobei hier durch Sondertage, Einbeziehen der Hauswirtschaft und der Betreuung oder Diensteverlängerungen zum Teil gegengesteuert werden kann – Stunden fallen so nicht voll als Überstunden an).*

10 // Schritte der Praxisumsetzung

Das Buch hat ein strukturiertes, aufeinander aufbauendes System aufgezeigt. Die einzelnen Schritte sind in den meisten Dienstplänen nicht gemacht worden, können aber auch nicht sofort umgesetzt werden. Schließlich stehen nicht von Anfang an genau die Mitarbeiter mit den gewünschten Stundenverträgen zur Verfügung. Hat sich ein Betrieb oder ein Team einmal dafür entschieden, so kann auf keinen Fall mit der Einführung der Springerdienste begonnen werden. Die Überstunden würden in ungeahnte Höhen steigen. Ein langsamer Aufbau ist notwendig. Jeder Mitarbeiter sollte das System verstehen und erkennen, dass er seinen Vorteil daraus ziehen kann und es nicht ein neuerlicher Versuch ist, die Arbeit bzw. den Arbeitsanfall zu erhöhen, um Überstunden abzubauen. Transparenz ist zu jeder Zeit gefordert. Nur was man kennt und trägt, wird man am Ende akzeptieren.

10.1 // Schritte der Einführung

A – Einigkeit über die Umsetzung in der Führungsetage

Im ersten Schritt müssen sich die Führungskräfte der Einrichtung, also der Heimleiter und die Pflegedienstleitung, einig sein, dass dieses Konzept umgesetzt werden soll. Gemeinsam mit der Geschäftsführung muss es gewollt und als Projekt aufgebaut werden. Nur wer völlig dahintersteht, kann den Weg beschreiten und klar, transparent und überzeugend auf alle Beteiligten einwirken.

B – Information an Wohnbereichsleitungen und den Personalrat

Im Rahmen einer Konzeptvorstellung sollten Wohnbereichsleitungen und der Personalrat mit in das Boot genommen werden. Will sich die Führung späteren Ärger ersparen, sollte sie bereits jetzt die Mitarbeitervertretung mit einbeziehen. Diese muss wissen, dass für alle Beteiligten positive Effekte durch dieses Vorgehen erreicht werden können. Ängstlichen Mitarbeitern muss die Personalvertretung erklären können, um was es geht. Auch bei der Dienstzeitengestaltung und der Fülle an Zeiten muss gemeinsam am gleichen Strang gezogen werden. Für den Einzelnen sind es schließlich nur 2 – 4 Dienstzeiten, im Gesamten aber eine ganze Menge.

C – Information über Vorhaben an die Mitarbeiter

Die Gerüchteküche kocht in Einrichtungen schnell über. Bereits an dieser Stelle sollten die Mitarbeiter über das Vorhaben informiert werden. Vielleicht finden sich einzelne Kollegen, die gern am Projekt mitarbeiten. Sehr skeptische Pflegekräfte dürfen im Team nicht fehlen. Sind sie überzeugt, ist auch der Rest der Mannschaft dabei.

D – Berechnung des Personalkonzepts

Rechnen sollten die Heimleitung und die Pflegedienstleitung gemeinsam. In den meisten Fällen haben nur sie konkrete Zahlen, die benötigt werden. Ist es fertig, muss es im Projektteam vorgestellt und der weitere Weg gemeinsam ausgearbeitet werden.

E – Arbeitsanfallsanalyse

Eine Befragung der Mitarbeiter der einzelnen Wohnbereiche über den Anfall der Tätigkeiten bzw. der Intensität der anfallenden Arbeiten erleichtert die Dienstzeitenfindung. Führungskräfte, speziell Heimleitung und Pflegedienstleitung, können dies nicht so genau festlegen, wie die Pflegekräfte, die täglich Dienst tun. Legt man die einzelnen Balkendiagramme übereinander, entsteht im Durchschnitt ein sehr konkretes Bild der einzelnen Wohnbereiche.

F – Erfragung der Mitarbeiterwünsche an den Dienstplan

Auch im Falle der Dienstplangestaltung sollten die Mitarbeiter nach ihren Anliegen gefragt werden, was sie nicht im Dienstplan vorfinden wollen, was für sie zu anstrengend ist und wie sie sich einen gut geschriebenen Plan vorstellen. Im Projektteam muss herausgearbeitet werden, was Einzelwünsche sind und welche Richtlinien letztendlich in Zukunft für den Dienstplanschreiber gelten sollen.

G – Umstellung eines Wohnbereichs nach dem neuen Konzept

Wie bereits erwähnt, stehen nicht von Anfang an die richtigen Arbeitsverträge zur Umsetzung zur Verfügung. Zu warten, bis eine perfekte Stellenbesetzung vorgefunden wird, kann Monate, wenn nicht gar Jahre, dauern. Darum beginnt man mit einem Wohnbereich, der vielleicht durch wenige Umbesetzungen schnell auf das neue Muster umgebaut werden kann. Der Springerplan kann jedoch an dieser Stelle noch nicht komplett umgesetzt werden. Als Mitarbeiter sollte man an dieser Stelle nicht gegen Versetzungen protestieren, sondern vielmehr die Chance auf einen „verlässlichen Dienstplan" und ein entspanntes Arbeiten vertrauen. Für den Anfang wäre es ratsam, auf diesem Wohnbereich Springer einzutragen, wenn auf den anderen Stationen keine Sonderdienste vorhanden sind. Auch an einem oder zwei Wochenenden oder an besonders schwer besetzbaren Tagen (Weihnachten, Neujahr, Ostern, Pfingsten usw.) könnte bereits mit Springern gearbeitet werden, je nach der Personalbesetzung.

H – Urlaubsplanung

Die Urlaubsplanung kann von Anfang an auf allen Wohnbereichen nach dem aufgezeigten System stattfinden. Schließlich wurde auch nach dem alten Modell eine Urlaubsplanung durchgeführt und da hätten die Tage verplant und abgebaut werden müssen. Lediglich die Puffertage werden zu diesem Zeitpunkt noch nicht ausreichend vorhanden sein, da vorher kein Herausrechnen der Krankenquote stattgefunden hat. Will man als Mitarbeiter von diesem System profitieren, sichere Urlaubswochen haben und nicht womöglich vom Urlaub zurückgeholt werden, sollte man sich hier sehr deutlich für eine konstruktive, soziale und auf gegenseitige Rücksichtnahme basierende Urlaubsplanung ohne Vorurteile einlassen.

I – Sondertage

Nachdem die Projektgruppe festgelegt hat, welche Tätigkeiten durch eigene Tage oder Stunden hinterlegt werden sollen, können Sondertage bereits auf allen Wohnbereichen strategisch gut platziert werden. So hat man gleich zwei Fliegen mit einer Klappe geschlagen. Die Akzeptanz der Mitarbeiter dem Konzept gegenüber wird erhöht, da sie den Nutzen schnell erkennen dürften und das Team morgens bei Krankmeldungen nicht mehr ohne Hilfe dasteht.

J – Veränderungen der Stundenverträge

Bei Kündigungen, Rentengängen, Schwangerschaften usw. kann die Nachbesetzung gemäß dem erstellten Personalkonzept stattfinden. Damit ist es bald möglich, einen zweiten Wohnbereich hinzuzunehmen. Als Altmitarbeiter besteht hier nach Absprache auch die Gelegenheit, Stunden zu kürzen oder zu erhöhen, je nach Wunsch des Einzelnen.

K – Langsames Nachziehen der Wohnbereiche

Über einen Zeitraum von einem Jahr werden die Wohnbereiche langsam nachgezogen, auch wenn diese noch nicht perfekt in das Personalkonzept eingefügt werden können. Dieses Ziel sollte jedoch nie aus den Augen verloren werden.

L – Einführung der Springertage in der Einrichtung

Sind nach ca. einem Jahr nach Projektbeginn alle Wohnbereiche umgestellt und hat die Urlaubsplanung bei allen ordnungsgemäß stattgefunden, ist der Zeitpunkt der Springereinführung gekommen.

10.2 // Praxistipps für die Dienstplangestaltung

Ein paar zusammengefasste Tipps für den Alltag sollen helfen, den Überblick zu behalten und Strategien richtig anzuwenden.

Im Regelplan wird kein Frühdienst ausgereizt.

Es ist immer noch ein Puffer für Unvorhergesehenes da. Bei morgendlichen Krankmeldungen kann zusammengerückt werden, auch stationsübergreifend. Die Mitarbeiter haben den Vorteil, dass der Arbeitsdruck selten zu hoch wird.

Zusatztage wie Dokutage, Leitungstage usw. werden nicht am gleichen Tag gegeben, auch nicht stationsübergreifend.

Es ist so häufiger ein zweiter Springer im Haus, der entweder morgens noch mithelfen oder gleich eine ganze Schicht kurzfristig übernehmen kann. Der Ausgleich dieses Tages kann an einem anderen Springertag bzw. an Tagen, an denen weniger Bewohner auf Station sind (z.B. Bettenwechsel Kurzzeitpflege, Todesfall, Krankenhaus), durch einen ganzen Tag oder Stunden gewährt werden.

Kranke lieber länger aus- als zu früh wieder einplanen – bei monatsübergreifenden Plänen am besten gar nicht mehr einplanen.

Ist der Mitarbeiter länger krank als gedacht, werden keine unvorhergesehenen Überstunden aufgebaut – kein Mitarbeiter muss einspringen. Kommt der Krankgemeldete doch wieder, hat man schnell einen zweiten oder dritten Springer geschaffen. Wird kein Springer benötigt, kann man diese Stunden zum Abbau der Überstunden oder zum Aufbau von Minusstunden verwenden. Denkbar wäre, ausgefallene Urlaube des Krankgemeldeten nachzuholen.

Springertage strategisch gut anbringen.

Bei Unterbrechung eines Sieben-Tage-Zyklus wird lieber freigenommen. Vor einem Wochenende wird gern die Verlängerung in Form des zusätzlich freien Freitags genommen. Urlaubsverlängerungen können auf diese Weise auch geschaffen werden.

Vorlieben der Mitarbeiter nutzen.

Arbeitet der Mitarbeiter nicht gern längere Strecken durch (längste sieben Tage) so kann der Springer dazwischen oder als sechster Tag gegeben werden. Springer an einem Tag eingesetzt, den der Mitarbeiter gern frei hat, z.B. montags, wird später gern als Frei-Tag genutzt, wenn der Springer nicht benötigt wird. Oberstes Ziel sollte stets sein, dass Springer daheimbleiben können und wollen.

Betreuungsstunden so legen, dass bei einer Stunde mehr der Pflegekraft, bei Ausfall der Betreuungskraft, der Bewohner nicht zu kurz kommt.

Der Qualitätsverlust durch den Ausfall einer Betreuungskraft wird sehr gering gehalten, indem die Pflegekraft die Betreuung wenigstens für einen bestimmten Zeitraum übernehmen kann. Außerdem fallen beim Ausfall nicht die gesamten vollen Stunden an, was Ausfallsstunden spart. Das Team hat den Vorteil, dass trotz fehlender Betreuung trotzdem jemand beim Bewohner ist, und die Pflegekräfte entspannt ihrer eigentlichen Tätigkeit nachkommen können.

Flexible Hauswirtschaft.

Eine eigene Hauswirtschaft oder Präsenzkräfte im Haus können durch die Übernahme von Essensverteilung, Spüldiensten oder Betreuungsdiensten die Pflege bei kurzfristigen Ausfällen unterstützen (ausgebildete Hauswirtschafterinnen haben in ihrer Ausbildung Betreuung erlernt). Die Pflege ist entlastet, und es fallen nicht die vollen Ausfallszeiten des kranken Mitarbeiters an. Dies ist besonders dann der Fall, wenn der Springer weniger Stunden eingetragen hat, als der abzudeckende Krankgemeldete. Ein solches Vorgehen setzt natürlich voraus, dass die Schnittstellen zu fließenden Übergängen geworden sind und die Hauswirtschaft ebenfalls mit dem Dienstplankonzept arbeitet. Auch hier ist mit dem aufgezeigten System ein „verlässlicher Dienstplan“ möglich.

Notizen

Notizen

Notizen